Development and Psychometric Assessment of
the Scalpdex and NAPPA of Chinese Version

Research on Quality of Life Instruments for Chinese Patients with
Psoriasis Involved Scalp and Nail Lesions

Scalpdex 和 NAPPA
中文版研制与心理测量学评价

基于头皮与指甲受累的银屑病生命质量量表研究

夏 萍 卢传坚◎著

中山大学出版社
SUN YAT-SEN UNIVERSITY PRESS
·广州·

图书在版编目（CIP）数据

Scalpdex 和 NAPPA 中文版研制与心理测量学评价：基于头皮与指甲受累的银屑病生命质量量表研究/夏萍，卢传坚著 . —广州：中山大学出版社，2021.4
ISBN 978 - 7 - 306 - 06970 - 2

Ⅰ.①S…　Ⅱ.①夏…②卢…　Ⅲ.①银屑病—生命—质量评价—研究　Ⅳ.①R758.63

中国版本图书馆 CIP 数据核字（2020）第 177777 号

Scalpdex He NAPPA Zhongwenban Yanzhi Yu Xinli Celiangxue Pingjia

出　版　人：王天琪
策划编辑：谢贞静
责任编辑：谢贞静
封面设计：曾　斌
责任校对：梁嘉璐
责任技编：何雅涛
出版发行：中山大学出版社
电　　话：编辑部 020 - 84110771，84113349，84111997，84110779，84110776
　　　　　发行部 020 - 84111998，84111981，84111160
地　　址：广州市新港西路 135 号
邮　　编：510275　传　真：020 - 84036565
网　　址：http：//www. zsup. com. cn　E-mail：zdcbs@ mail. sysu. edu. cn
印　刷　者：佛山家联印刷有限公司
规　　格：787mm×1092mm　1/16　10 印张　250 千字
版次印次：2021 年 4 月第 1 版　2021 年 4 月第 1 次印刷
定　　价：45.00 元

作 者 简 介

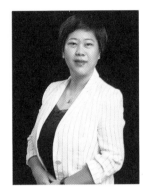

　　夏萍，女，1976年2月出生。博士，副研究员，硕士研究生导师。曾于广州中医药大学第二附属医院（广东省中医院）进行博士后研究。现任广州中医药大学第二附属医院（广东省中医院）患者服务中心主任、广州中医药大学经管学院医院管理教研室主任。兼任广东省卫生经济学会副会长、卫生经济与文化专业委员会主任委员，中国卫生经济学会理事。毕业于四川大学华西公共卫生学院（原华西医科大学公共卫生学院），先后受训于华南理工大学工商管理学院、新加坡国际管理学院、北京大学光华管理学院的医院高级管理研修班。从事医院服务管理、社会医学与卫生事业管理研究和教学16年，在生命质量、患者体验、精益医疗、健康相关行为等方面有较深入的研究。主持国家自然科学基金面上项目1项，主持和参与省部级、厅局级、校级课题近20项，主编专著3部、教辅图书2部，参编专著9部，发表论文40篇（SCI收录2篇）。获广东省科学技术奖励一等奖1项（排名第13位），中华中医药学会科学技术奖二等奖1项（排名第6位），广东省医院协会医院管理创新奖一等奖2项（排名第2位）、二等奖1项（排名第2位）。

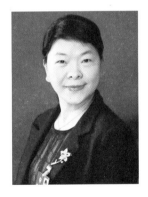

　　卢传坚，女，1964年10月出生。教授，主任医师，博士研究生导师，全国政协委员。现任广州中医药大学第二附属医院（广东省中医院）副院长。兼任中华中医药学会免疫学分会主任委员、世界中医药学会联合会国际中医药临床标准工作委员会副会长、中国医药生物技术协会组织生物样本库分会中医药学组组长、广东省中医标准化技术委员会主任委员等职务。从事皮肤病科研、临床和教学多年，致力于中医药及中西医结合治疗皮肤病的研究，尤其在银屑病、湿疹、痤疮、荨麻疹、带状疱疹等疾病的治疗方面有较深入的研究。主持并完成国家科技支撑计划、国家行业重大专项、国家自然科学基金项目、省市科技计划及省自然科学基金团队项目等多个项目。主编专著20部（英文专著6部），以第一作者及通讯作者发表学术论文150余篇（SCI收录60余篇）。获得国家发明专利授权和软件著作权共9项、国家中药新药临床批件1项、中药新药研发成功转让3项。获广东省科技进步二等奖、广东省教育教学成果一等奖等省部级教学、科研成果奖共12项。

序

　　夏萍博士邀请我为她的书（博士后研究成果）写序，我心中惊讶，同时有一种感动。夏萍博士与其博士后合作导师卢传坚教授将她们的研究成果提炼为本书。这是夏萍博士多年来在社会医学与卫生事业管理领域辛勤耕耘的一个硕果，也是银屑病患者生命质量研究的一项新收获。该研究也是作者任职的广州中医药大学第二附属医院（广东省中医院）第一个研究银屑病患者特殊部位受累的特异性生命质量量表的研究项目。在完成繁重的日常行政管理工作的同时，她能用业余时间坚持不懈地进行学术研究工作，使博士后研究得以顺利完成，并将研究成果整理成书，即将付梓出版，可喜可贺。

　　银屑病是慢性、反复发作的炎症性皮肤病，无数患者深受其苦。银屑病患者的身心负担和生存状况远远超出我们既往认知，其对社会和自身造成的影响和隐患不容忽视。当银屑病出现在面部、四肢、指甲或头皮等显眼的部位时，更会引发患者尴尬、焦虑和抑郁，给无数患者带来身体和精神的双重折磨。因此，在银屑病疾病治疗过程中除了关注传统的疗效指标外，如皮损严重程度、皮损面积、瘙痒程度等，还应重视患者的健康相关生命质量，并贯穿始终。生命质量是健康评价中不可或缺的重要指标和评定工具，也是一项重要的医疗评价技术，甚至是衡量一个国家经济发展水平、社会文明程度的重要标志。

　　近 20 年来，国际上有关银屑病患者生命质量的研究越来越受到重视，大量的普适性生命质量量表如 SF-36、WHOQOL、EQ-5D 等被应用到银屑病患者的临床研究和疗效评价中。同时，国外也陆续研制出针对皮肤病或银屑病的专用生命质量量表，如DQOLS、IPSO、PLSI 等，研究进展也越来越深入和细致。但在测量与评价头皮银屑病和甲银屑病的生命质量方面的研究还处在起步阶段，主要原因是缺乏有效的特异性工具，而国内在这方面的研究几乎空白。因此，开展头皮银屑病和甲银屑病的特异性生命质量量表的研究无疑显得十分必要。

　　本书的理论创新意识和研究思路十分清楚。作者通过文献回顾和分析比较，选取了国际新开发的、较成熟的两个特异性生命质量量表，即美国的评估头皮银屑病生命质量的 Scalpdex 量表和德国的评估指（趾）甲银屑病患者生命质量的 NAPPA 量表，并根据中国文化和中国人的特点，进行了汉化调适。整个汉化调适的过程按照美国 AAOS 的指南进行，非常规范、方法恰当，并完成了 272 例头皮银屑病和 245 例甲银屑病患者的实证研究，从而检验量表的信度和效度。该研究是国内首次对 Scalpdex 和 NAPPA 进行中文版开发研制，属原创性工作，为更好地评价头皮银屑病和甲银屑病患者的生命质量提供了有价值的评价工具。同时，作者还毫无保留地将自己开发研制的 Scalpdex 和 NAPPA 中文版量表公布于本书中，为进行银屑病的临床和科研工作提供了有益工具。本书有助于推动国内银屑病领域生命质量研究迈上新台阶，故乐为此序！

国医大师

广州中医药大学首席教授

2020 年 3 月 12 日

前　言

本书成书的背景是我的博士后课题研究成果。2012年，我发表了有关生命质量的SCI论文，并于2013年向卢传坚教授表达了自己想申请她的博士后研究工作的想法。卢传坚教授是我国知名的中医皮肤病学专家，是广东省中医院的副院长。我之所以选择卢教授，是因为在她的研究领域里，她以非常前沿的视角和理念把生命质量引入了银屑病的中医临床应用，丰富了中医治疗银屑病的疗效评价方法与路径。

博士后是取得博士学位以后的重要学术经历。我的博士研究成果在SCI核心期刊发表后，我有一个强烈的心愿，希望能把博士阶段对生命质量研究的内容与临床实践很好地结合起来，而卢传坚教授和她的团队正好在这一领域里做了大量的开创性研究工作，并取得不俗的成绩，这就促成了我与合作导师之间的这段不解之缘。

银屑病是常见易复发的比较难治的一种慢性皮肤病，也是一种典型的身心疾病，一直是国内外皮肤科领域重点研究的疾病之一。银屑病损害可发生于全身各处，但头皮和指（趾）甲是银屑病的好发部位，也常是最先受累的部位之一。由于头皮和指（趾）甲的发病部位特殊（是身体的暴露部分），该病给患者的心理和社会关系产生巨大的影响，严重影响患者的生命质量。但是长期以来，银屑病引起的头皮和指（趾）甲损害对患者生命质量的影响并未引起足够的重视，这与其特异性生命质量测量工具的缺乏有一定的关系。

尽管国际上有较多的普适性生命质量量表和皮肤病特异性生命质量量表或银屑病特异性生命质量量表被广泛应用于测评银屑病患者的健康相关生命质量，但同时有皮肤和头皮损害，或同时有皮肤和指（趾）甲损害时，这些量表当无法清晰地分辨出患者生命质量的变化究竟是头皮或指（趾）甲受累所导致，还是由于皮肤损害的影响所导致。换句话说，这些生命质量量表无法有效地、可靠地评估银屑病患者在特殊部位受累的生命质量。围绕这些问题，我们开展了相关研究。

我们对当前国际最新的并已被验证具有较好信度、效度和反应度的用以评估头皮银屑病和指（趾）甲银屑病患者生命质量的特异性量表Scalpdex和NAPPA进行中文版的开发研制。通过对 Scalpdex 和 NAPPA 英文版进行跨文化调适，形成 Scalpdex 和 NAPPA中文版，并对中文版的测量性能从适用性、信度、效度这三个方面进行评价。因此，本书集合了作者在这一领域的研究成果和经验。

本书有 5 章。第一章是导论，介绍了银屑病的流行病学现状与临床表现、银屑病患者健康结局评价方法、生命质量跨文化调适的研究现状、基于头皮和指（趾）甲特殊部位受累的银屑病生命质量量表研究。第二章是研究对象与方法，介绍了调查对象、抽样方法、调查工具、统计分析和质量控制。第三章是 Scalpdex 和 NAPPA 中文版建立，介绍了按照美国 AAOS 跨文化调适指南如何对两个量表进行正向翻译、综合与协调、反向翻译、专家审议和预试验。第四章是 Scalpdex 和 NAPPA 中文版的心理测量学评价，对两个量表在大样本的头皮银屑病患者和指（趾）甲银屑病患者的实证研究中的可行性、信度和效度进行分析。第五章是总结，对 Scalpdex 和 NAPPA 中文版开发研制的必要性、研究结果的国内外对比、研究的创新点和局限性展开讨论。

基于头皮或指（趾）甲受累的银屑病特异性生命质量量表研究是一个较新的领域，本书展现了研究的详细过程，因此具有一定的理论深度，可以作为皮肤病学、社会医学、卫生管理学等专业本科生或研究生的理论参考书。本书还具有较好的实践操作性，可以作为量表跨文化调适的实用指导书。本书在附录部分给出了头皮银屑病患者生命质量量表和指（趾）甲银屑病患者生命质量量表，为具体的测评工作提供了有价值的评价工具，并可用于国际间同类研究的直接比较。

本书的出版得到了多方的关心和支持。本书得到本人主持的广东省中医院中医药科学技术研究专项课题"Scalpdex 和 NAPPA 中文版研制与心理测量学评价——基于头皮与指甲受累的银屑病生命质量量表研究"（YN2014PJ01）的资助。我的博士后合作导师卢传坚教授对课题设计、实施和撰写给予悉心指导；在和卢教授及其银屑病团队研讨的过程中所碰撞出的思想火花，是把我的研究工作继续向前推进的新起点。整个博士后阶段对于我来说，是人生中极其珍贵的经历。除了在科研学术上的提升外，与此同时这也是对我潜能的一次挑战。作为一个行政职能科室的主任，我需要在繁忙又烦琐的行政管理工作之余来钻研学术，更多的时候是靠压榨自己的睡眠时间来产生可以利用的"业余时间"。而我在这期间，又恰恰经历了怀孕、生产、哺育等作为一个已届不惑之年的女人来说不得不去完成的事情。因此，本该 2 年就结束的博士后研究工作，我用了 3 年才完成。

同时，我要感谢中山大学公共卫生学院的凌莉教授、广东药科大学公共卫生学院的方小衡教授、广州中医药大学第一附属医院的刘凤斌教授、广州中医药大学第二附属医院的中医药大数据研究团队的欧爱华教授和中医药科研方法学团队的温泽淮教授，感谢你们对本书所给予的宝贵指导和建议。最后，我要感谢父母！我奔波到哪里，你们的心就跟到了哪里。我还要感谢我的丈夫和儿子，在梳理本书的过程中，你们给予了我各种支持，使我可以笃心于学问，矢志于研究。路漫漫其修远兮，吾将上下而求索！是以明志！

因时间和能力的限制，本书难免存在疏漏和错误，欢迎读者批评指正及交流（xia-ping1976@163.com）。

2020 年 1 月 18 日星期六

目　录

第一章　导　论

第一节　银屑病的流行病学现状与临床表现

银屑病（psoriasis）是一种由多基因遗传决定的、多环节因素刺激诱导的免疫异常性慢性增生性皮肤病，发病率为世界人口的 0.1%～3%，目前全球银屑病患者已有 1.25 亿人[1]。在传统中医学中，银屑病属于"白疕""疕风""白壳疮""松皮癣"等范畴[3,4]。本病病因和发病机制尚未完全明了，一般认为与遗传、感染、免疫功能失调、机体代谢、体内微量元素的增减及神经精神因素有关，是常见易复发的比较难治的一种慢性皮肤病，也是一种典型的身心疾病，一直是国内外皮肤科领域重点研究的疾病之一。

银屑病损害可发生于全身各处，但头皮和指（趾）甲是银屑病的好发部位，也常是最先受累的部位之一。按照发病部位的不同，临床上也称之为头皮银屑病（scalp psoriasis）、指（趾）甲银屑病（nail psoriasis）。50%～90% 的银屑病患者皮损累及头皮[5]，有 25%～50% 银屑病患者皮损首先表现在头皮，更有 7.3% 的患者以头皮受累为主要表现。50%～80% 的银屑病患者有指（趾）甲损害，5% 的患者仅以指（趾）甲受累为主要表现，而没有皮肤上的皮损[6,7]。银屑病关节炎（psoriatic arthritis，PsA）患者中指（趾）甲受累的发生率达 87%，且指（趾）甲受累与远端指间（distal interphalangeal，DIP）关节受累有显著关联[8]。

头皮银屑病的典型临床特征是：红斑（erythema）、银白色鳞屑（silvery-white scales）、皮损（skin lesions）、瘙痒（itching）、烧灼感或疼痛（burning sensation or soreness）。头皮银屑病的皮损为边界清楚的覆有厚鳞屑的红斑，红斑可单独或融合呈片，甚至布满整个头皮，并扩散到头皮、额头、颈后或耳朵后面。皮损处呈束状散发，但毛发正常，在受累区域偶可见脱发。最近的一个报告发现，银屑病累及头皮是一个发展为关节型银屑病的危险因素[9]，提示头皮受累不仅仅是与流行病学和临床相关，而且也可能是晚期发展为关节症状的一个预后性因素。

首先，指（趾）甲银屑病最常见的临床表现是点蚀（pitting），即点状凹陷，约 70% 的指（趾）甲银屑病患者的甲损是这种症状[8]。其次，常见的临床表现是甲剥离（onycholysis）。总的来说，指（趾）甲受累时，指（趾）甲结构会有不同的临床表现。

甲基受损会导致不规则的点状凹陷（pitting）、甲半月红斑（red spots in the lunula）、甲体脱落（nail plate crumbling）和白甲（leukonychia）。甲床受损会引起甲剥离（onycholysis）、甲床角化过度（subungual hyperkeratosis）、裂片形出血（splinter hemorrhages）、油滴状污点（oil drop discoloration）[8]。国外研究表明，银屑病的持续时间与指（趾）甲受损的严重程度有关[10,11]，指（趾）甲损伤会导致疾病向更严重的趋势发展和加重[10,12]。最新研究表明，远端指（趾）间（distal inter phalangeal，DIP）关节炎合并指（趾）甲病变的最为多见[7]。

银屑病常反复发作，病程迁延不愈，使皮肤受损、瘙痒难忍，严重危害了患者的身心健康，对患者生理、心理、社会生活等方面造成不同程度的影响，使患者生命质量（quality of life，QOL）降低。而头皮和指（趾）甲更是由于发病部位的特殊性（是身体的暴露部分），因其看得见具体受损位置和受损严重程度，使患者出现严重的心理压力，感到自卑、焦虑、悲观、失望、不愿与人接触，甚至产生自杀倾向，极大程度影响了患者的生命质量。尽管头皮和指（趾）甲的受累在银屑病患者中有很高的发生率[7]，但是长期以来，银屑病头皮和指（趾）甲损害对患者生命质量的影响并未引起足够的重视。

第二节　银屑病患者健康结局的评价方法

传统的银屑病疗效评价主要依靠临床症状、影像学表现及血清电解质、钙离子检查等实验室指标，根据体征消失和病理改变复原等进行临床疗效评价。随着健康观念和医学模式的转变，过去仅关注生物学指标与局部躯体功能改善的评价体系，由于没有考虑到疾病对个人身体、心理和社会功能的广泛影响，已不足以给出完整的健康结局评价，不足以满足医患双方及政府卫生决策部门的需要。生命质量概念正是在这种背景下应运而生的。

1995 年世界卫生组织（World Health Organization，WHO）对生命质量给出了如下定义："生命质量是指不同文化和价值体系中的个体对与他们的目标、期望、标准以及所关心事情有关的生存状况的体验。（An individual's perceptions of their position in life, in the context of the culture and value systems in which they live, and in relation to their goals, expectations, standards and concerns. WHOQOL Group 1995.）"[13]可见，生命质量强调的是个体主观感受，即个体对健康状况的自我感受（self-perceived health status），也叫自报健康（self-reported health status），或自测健康（self-assessment health status）。个体对健康状况的主观感受可以获得传统健康测量方法不能获得的健康信息，是传统客观生物学检查指标的重要补充，这在健康和疾病的测量与评价中具有重要意义。

20 多年来，生命质量已形成医学领域的研究热潮。从应用对象看，生命质量广泛应用于各年龄段的健康人群（如儿童和老年人等）和各种疾病的人群（如肿瘤和慢性非传染性疾病等）。从应用内容看，生命质量研究广泛应用在患者治疗方案的选择与决策、临床疗法及干预措施的比较、药物安全性和有效性的评价、预防性干预与保健措施的效果评价、健康人群生命质量测定和评价、生命质量量表的开发研制与量化方法、卫生资源的效益评价与分配等领域。从应用学科看，生命质量广泛应用于临床医学、预防医学、康复医学、基础医学、药物开发、卫生政策与管理和社会保险等领域。总之，生命质量的应用使健康和疾病的测量发生了巨大的转变，充分反映健康和疾病与人的生理、心理、社会之间的密切关系，是以患者为中心的医疗理念的标志，并能从正性和负性两个角度表现健康与疾病的积极和消极的因素。生命质量已成为健康评价中不可或缺的重要指标和评定工具，成为一种重要的医疗评价技术，具有传统客观指标所不具备的划时代意义，是健康与疾病评价的重要发展方向。

对于银屑病生命质量的研究，目前国内外常用的测量工具有普适性量表（generic QOL instrument）和特异性量表（specific QOL instrument）两大类[7]。普适性量表有 SF-36 量表（The MOS 36-item short-form health survey，SF-36）、欧洲五维健康量表（EuroQOL-5D questionnaire，EQ-5D）、世界卫生组织生命质量量表（The World Health Organization quality of life assessment，WHOQOL）。特异性量表又分为皮肤病特异性量表（dermatology-specific questionnaire）和银屑病特异性量表（psoriasis-specific questionnaire）两类。皮肤病特异性量表有皮肤病生命质量指数（dermatology life quality index，DLQI）、儿童皮肤病生命质量指数（children dermatology life quality index，CDLQI）、皮肤病生命质量量表（dermatology quality of life scale，DQOLS）、皮肤指数（skin index）。银屑病特异性量表有银屑病伤残指数（psoriasis disability index，PDI）、银屑病冲击量表（impact of psoriasis questionnaire，IPSO）、银屑病生活应激量表（psoriasis life stress inventory，PLSI）、银屑病生命质量指数（psoriasis index of quality of life，PSORIQOL）。

尽管这些量表在国际上被广泛应用在银屑病患者健康相关生命质量（health related quality of life，HR-QOL）的评价中，但迄今为止，它们在有效地评估基于头皮或指（趾）甲这两个特殊部位受累的银屑病患者的生命质量方面仍然缺乏有效的证据[7]。另外，无论是皮肤病特异性生命质量量表还是银屑病特异性生命质量量表，当同时有皮肤和头皮损害，或同时有皮肤和指（趾）甲损害的患者来说，均无法清晰地分辨出其生命质量的变化究竟是头皮或指（趾）甲受累所导致，还是由于皮肤损害的影响所导致。以上这些生命质量量表无法有效地、可靠地评估银屑病患者出现特殊部位受累时的生命质量。

由上可见，深入研究头皮和指（趾）甲特殊部位受累对银屑病患者生命质量的影响，不仅对银屑病的发生、治疗、预后具有十分重要的现实意义，还对转变医学观念、更好地满足患者对医学的期盼与需求具有重要的深远意义。因为它不仅能帮助临床医生早期发现并防治银屑病患者关节功能障碍的发生、评估疾病的进展，帮助患者理解和应对因疾病所带来的社会心理的消极影响，还能帮助临床医生在做医疗决策时不仅单纯从生物学角度考虑客观生命体征的改善，而且还考虑到患者的社会、心理、行为等方面的综合因素。

第三节　基于头皮和指（趾）甲特殊部位
受累的银屑病生命质量量表研究

　　尽管有较多的普适性量表和特异性量表被用于评估头皮银屑病和指（趾）甲银屑病患者的生命质量，但这类量表并不能敏感地反映出头皮和指（趾）甲特殊部位受损而导致的生命质量变化。为了克服这个问题，开发研制专门针对头皮银屑病特异性生命质量量表和指（趾）甲银屑病特异性生命质量量表，成为近 10 年来的国际性研究热点。

　　2002 年，美国埃默里大学的 Chen 等[1]开发研制了 Scalpdex 量表，该量表专用于评估成人头皮银屑病和脂溢性皮炎（seborrhoeic dermatitis）患者的生命质量。Scalpdex 有 3 个维度（domains）共 23 个条目（items），分别是症状（symptoms）3 个条目、功能（functions）5 个条目、情绪（emotions）15 个条目。每个条目的应答采用 Likert-5 分类（从不 =0，很少 =25，偶尔 =50，经常 =75，总是 =100）。Scalpdex 问卷是针对患者在调查前 4 周内的情况，总分越低表示生命质量越好。Scalpdex 是患者自评量表，5 ~ 10 分钟即可完成评价。迄今为止，Scalpdex 量表是世界上第一个也是迄今的唯一一个专门针对头皮皮炎（scalp dermatitis）患者设计的生命质量量表，并被验证具有较好的信度（reliability）、效度（validity）和反应度（responsiveness）[1]，它比普适性生命质量量表、皮肤病特异性和银屑病特异性生命质量量表更能敏感地评估头皮受累所带来的生命质量变化。Scalpdex 量表可用于头皮银屑病患者的生命质量评价，也可作为判断银屑病头皮的病情及疗效的新指标。Scalpdex 开发研制出来后，多个国家陆续对其进行了本国语言的翻译和跨文化调适，目前已有英文版[1]、意大利版[5]和荷兰版[14]。

　　2013 年，德国汉堡大学医学中心的 Augustin 教授和他的研究团队开发研制了一套最新的专门针对银屑病和银屑病关节炎患者其指（趾）甲受累的评估量表（Nail Assessment in Psoriasis and Psoriasis Arthritis，NAPPA)[15]。NAPPA 是一套组合量表，包括 3 个亚量表：NAPPA-QOL，用于评价指（趾）甲银屑病生命质量的特异性量表；NAPPA-PBI，用于测评患者相关需求和治疗受益；NAPPA-CLIN，用于评估客观的指（趾）甲受累状态。NAPPA-QOL 有 3 个维度共 20 个条目，分别是症状（signs）、耻辱（stigma）、日常生活（everyday life），每个条目的应答采用 Likert-5 分类，从 0 到 4 分。NAPPA-PBI 有 24 个条目，条目的应答采用 Likert-5 分类，从 0 到 4 分。NAPPA-CLIN 是指（趾）甲银屑病严重程度指数（nail psoriasis severity index，NAPSI）的简版，它只评估受损最轻和最重的指（趾）甲，每个指（趾）甲有一个甲基评分和一个甲床评分，甲基与甲床评分之和为指（趾）甲的总分（0 ~ 8 分），受损最轻和最重的指（趾）甲评分之和即为其总分，范围在 0 ~ 16 分，它克服了 NAPSI 对指（趾）甲受损量化敏感性不够的缺陷[16]。NAPPA-QOL 和 NAPPA-PBI 被验证有良好的信度、效度、适用性和敏感性，2 个亚量表均为患者自评量表，约 10 分钟完成评价。NAPPA 的使用很灵活，可以 3 个亚量表一起使用，也可以是任意 2 个亚量表组合起来使用，也可以只使用其中任何 1 个亚量表。NAPPA 的另一个重要特点是，它是同步在 6 个不同国家（6 种不同语言）中开发研制而成的，具有较好的国际可比性[15]。其中，NAPPA-QOL 和 NAPPA-PBI 已有被验证有效的英文版、德语版、丹麦语版、日语版、意大利语版和西班牙语版，NAPPA-CLIN 目前已有被验证有效的德语版和英文版。

以上研究成果为本研究提供了重要依据。迄今为止，国外在研究头皮银屑病和指（趾）甲银屑病特异性生命质量量表方面还处于起步阶段，而国内尚无报道。

第四节　生命质量跨文化调适的研究现状

WHO 对生命质量的定义强调了文化和价值在个体主观体验中的作用[13]，也就是说对生命质量的主观体验是由深深根植于自身文化的价值所形成，因此生命质量的测评具有文化依赖性[17,18]。因为不同群体或个体对生命质量的感知在很大程度上存在"文化分界"，所以产生于某一文化下的量表，难以直接用于其他文化。因此，对苦于没有适合本国语言和文化的生命质量量表的临床医生和研究者们来说有两个选择：一是设计一个新的量表，二是采用跨文化调适（cross-cultural adaptation）的方法改编已验证有效的源量表[19]。由于开发一个新量表的成本高、代价大，对源量表进行跨文化调适以适合当地文化成为生命质量研究者的首选，同时也是发展中国家开展生命质量研究的一条捷径[17,20]。

目前，国际上对"cross-cultural adaptation"还未有统一的标准定义，国内对该词的翻译也不尽相同，但大部分学者翻译为"跨文化调适"。万崇华[21]认为，如果研究目的是制定能在中国使用的生命质量测定量表，那么翻译时就应尽量按中文的习惯用法，对某些条目也要进行适当的修订，以使其适合中国文化的特殊性，这称为文化调适。方积乾[22]认为，量表的文化调适过程是考察新量表和源量表等价性的过程。可见，生命质量跨文化调适的对象是量表，目标是对量表进行调适以适合在异文化中运用，其过程实质就是在不同的文化背景下考察新量表与源量表等价性的过程[23,24]，也就是"cross-cultural equivalence"的过程，即生命质量量表的跨文化等价性的过程。

跨文化调适是引入生命质量量表的一个关键，只有当源量表与翻译后的新量表等价，才能获得可比较的测定结果。随着国际合作的增多，我国引入国外生命质量的源量表也越来越多，但是对源量表的翻译绝不是一个简单意义上的翻译过程，它要依据源量表与目标语国家语言和文化的不同情况而有不同程度的翻译要求[19]。如果是属于不同国家的不同语言之间的翻译（如英文和中文），对翻译的要求和方法就相对更为复杂。比如正向翻译就包括 3 个环节：界定概念、数次正向翻译、差异协调到意见一致的正向翻译形成[25,26]。因此，翻译并不仅仅是一次简单的目标语翻译[27]。另外，翻译仅仅只是量表在不同文化中应用的第一步，量表只有在目标语文化下完成计量心理测量学特性评价，整个过程才算完成[28]。

迄今，生命质量量表的跨文化调适和计量心理测评研究已取得丰硕成果，但对基于头皮或指（趾）甲特殊部位受累的银屑病特异性生命质量量表的跨文化调适研究在国际上仅刚刚开始，而国内对此领域还尚属空白。基于此，本研究从跨文化调适和计量心理测量特性两个角度，对 Scalpdex 和 NAPPA〔国际最新已被验证有效的头皮银屑病和指（趾）甲银屑病特异性生命质量量表〕进行中文版的开发研制，通过跨文化的等价性，形成 Scalpdex 和 NAPPA 中文版，并对量表的测量性能从适用性、信度、效度三个方面进行深入研究。

本研究将有助于更准确地评价头皮银屑病和指（趾）甲银屑病患者的生命质量变化，提高生命质量评价的敏感性，同时也可作为判断头皮或指（趾）甲受损的严重程度及疗效评价的新指标，为中国银屑病的临床科研和医疗决策提供符合国际标准的评价工具和技术。

第五节　研究目的与研究内容

本研究拟对英文版 Scalpdex 和 NAPPA 量表〔国际最新已被验证有效的头皮银屑病和指（趾）甲银屑病特异性生命质量量表〕进行跨文化调适，并对其计量心理测量学特性从适用性、信度、效度三个方面进行深入研究，形成适用于我国本土人群和本土文化的中文版。

具体研究内容为：

（1）对已取得授权的 Scalpdex 和 NAPPA 源量表进行严格标准化的翻译，包括正向翻译（形成 T1 和 T2 版）、综合与协调（形成 T-12 版）、反向翻译（形成 BT1 和 BT2 版本）。

（2）对 Scalpdex 和 NAPPA 的所有译本进行语意等价（semantic equivalence）、习语等价（idiomatic equivalence）、经验等价（experiential equivalence）、概念等价（conceptual equivalence），以保持源量表与目标语量表的跨文化等价性，建立中文预试验版（pre-final version）。

（3）应用 Scalpdex 和 NAPPA 的中文预试验版进行小样本的头皮银屑病和指（趾）甲银屑病患者的预调查，进一步修订量表，建立正式中文版（final version）。

（4）使用 Scalpdex 和 NAPPA 正式中文版，进行大样本的患者现场调查，对 Scalpdex 和 NAPPA 的正式中文版进行信度、效度和适用性等计量心理测量特性的系统评价。

本研究具体步骤如图 1-1 所示。

（1）文献研究。我们查阅了大量国内外文献资料，对相关文献进行深入的研究，并将在文献评述里进行综合评述。

（2）量表引进与跨文化调适。我们通过电子邮件与 Scalpdex 和 NAPPA 量表的作者取得联系，说明索取量表的原因。目前，我们已经获得美国埃默里大学的 Suephy C. Chen 教授（Scalpdex 原版作者）和德国汉堡大学医学中心的 Augustin M 教授（NAPPA 原版作者）授权，同意我们对 Scalpdex 和 NAPPA 进行中文版的开发研制，并可应用于中国银屑病患者的生命质量研究。我们会在第三章对量表的跨文化调适进行论述。

（3）量表的信效度研究。我们对 Scalpdex 和 NAPPA 量表进行跨文化调适后，对形成的正式中文版进行实证研究，以此检验量表中文版的信度和效度。我们在第四章介绍这个部分的研究结果。

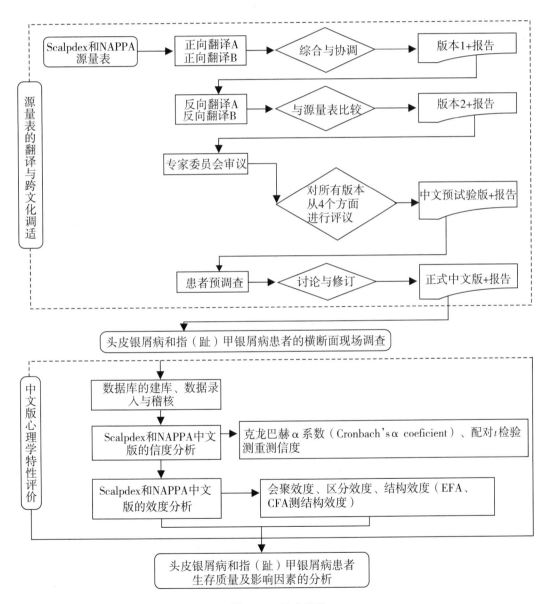

图 1-1 技术路线

第六节 研 究 意 义

　　银屑病是一种慢性非传染性皮肤病，也是一种典型的心身疾病，社会、心理因素在其发病及病情转归中具有重要意义。银屑病损害可发生于全身各处，但头皮和指（趾）甲是银屑病的好发部位。按照头皮或指（趾）甲的不同发病部位，临床上也称之为头皮银屑病、指（趾）甲银屑病。根据近年来的研究报道，银屑病损害侵及头皮和指（趾）甲不仅是疾病进展与加重的危险因素，还是发展为关节型银屑病的一个危险因素。由于头皮和指（趾）甲是身体的暴露部位，因其具体受损位置和受损严重程度能被看见，患者更容易出现严重的社会心理障碍，这极大程度地影响了患者的生命质量。但长期以来，银屑病头皮和指（趾）甲损害对患者生命质量的影响并未引起足够的重视，尽管头皮和指（趾）甲的受累在银屑病患者中有很高的发生率。因此，深入研究头皮和指（趾）甲特殊部位受累对银屑病患者生命质量的影响，不仅对银屑病的发生、治疗、预后具有十分重要的现实意义，还对转变医学观念、更好地满足患者对医学的期盼与需求具有重要的深远意义。

　　但是，这里有一个基本前提，即头皮银屑病或指（趾）甲银屑病患者的生命质量研究必须要通过基于头皮或指（趾）甲受累的银屑病特异性量表进行测评，否则无法准确地、敏感地反映出因头皮或指（趾）甲损害所导致的生命质量变化。

　　综上所述，基于头皮或指（趾）甲受累的银屑病特异性生命质量量表研究具有现实的理论意义和应用价值，但因特殊部位损害的特异性生命质量量表的独特技术要求和国际跨文化调适的制约因素，使这一问题的研究面临不小的挑战。本研究结果将有助于更准确地评价头皮银屑病和指（趾）甲银屑病患者的生命质量变化，提高生命质量评价工具的敏感性，同时也可作为判断头皮或指（趾）甲受损的严重程度及疗效评价的新指标，为中国银屑病的临床科研和医疗决策提供有价值的评价工具和技术，并与国际接轨，使其具有国际可比性。

参考文献

[1] CHEN S C, YEUNG J, CHREN M M. Scalpdex: a quality-of-life instrument for scalp dermatitis [J]. Arch Dermatol, 2002, 138 (6): 803-807.

[2] DING X, WANG T, SHEN Y, et al. Prevalence of psoriasis in China: a population-based study in six cities [J]. Eur J Dermatol, 2012, 22 (5): 663–667.

[3] 魏雅川, 卢贺起. 银屑病中西医结合治疗 [M]. 北京: 人民卫生出版社, 2004.

[4] 杨志波, 龚小红. 银屑病中西医特色治疗 [M]. 北京: 人民军医出版社, 2011.

[5] SAMPOGNA F, LINDER D, PIASERICO S, et al. Quality of life assessment of patients with scalp dermatitis using the italian version of the scalpdex [J]. Acta Derm Venereol, 2014, 94 (4): 411–414.

［6］ ORTONNE J P, BARAN R, CORVEST M, et al. Development and validation of nail psoriasis quality of life scale （NPQ10）［J］. J Eur Acad Dermatol Venereol, 2010, 24 （1）：22 – 27.

［7］ REICH A, SZEPIETOWSKI J C. Health-related quality of life in patients with nail disorders. Am J Clin Dermatol, 2011, 12 （5）：313 – 320.

［8］ TAN E S, CHONG W S, TEY H L. Nail psoriasis：a review ［J］. Am J Clin Dermatol 2012, 13 （6）：375 – 388.

［9］ WILSON F C, ICEN M, CROWSON C S, et al. Incidence and clinical predictors of psoriatic arthritis in patients with psoriasis：a population-based study ［J］. Arthritis Rheum, 2009, 61 （2）：233 – 239.

［10］ AUGUSTIN M, REICH K, BLOME C, et al. Nail psoriasis in Germany：epidemiology and burden of disease ［J］. Br J Dermatol, 2010, 163 （3）：580 – 585.

［11］ HALLAJI Z, BABAEIJANDAGHI F, AKBARZADEH M, et al. A significant association exists between the severity of nail and skin involvement in psoriasis ［J］. J Am Acad Dermatol, 2012, 66 （1）：e12 – e13.

［12］ ARMESTO S, ESTEVE A, COTO-SEGURA P, et al. Nail psoriasis in individuals with psoriasis vulgaris：a study of 661 patients ［J］. Actas Dermosifiliogr, 2011, 102 （5）：365 – 372.

［13］ SKEVINGTON S M, LOTFY M, O'CONNELL K A. The World Health Organization's WHOQOL-BREF quality of life assessment：psychometric properties and results of the international field trial ［J］. Qual Life Res, 2004, 13 （2）：299 – 310.

［14］ OOSTVEEN A M, JONG E M, EVERS A W, et al. Reliability, responsiveness and validity of Scalpdex in children with scalp psoriasis：the dutch study ［J］. Acta Derm Venereol, 2013.

［15］ AUGUSTIN M, BLOME C, COSTANZO A, et al. Nail Assessment in Psoriasis and Psoriatic Arthritis （NAPPA）：development and validation of a tool for assessment of nail psoriasis outcomes ［J］. Br J Dermatol, 2014, 170 （3）：591 – 598.

［16］ GARZITTO A, RICCERI F, TRIPO L, et al. Possible reconsideration of the Nail Psoriasis Severity Index （NAPSI） score ［J］. J Am Acad Dermatol, 2013, 69 （6）：1053 – 1054.

［17］ XIA P, LI N X, LIU C J, et al. Culture and quality of life assessment in Chinese populations ［J］. Journal of Sichuan University Medical Science Edition, 2010, 41 （4）：678 – 683.

［18］ XIA P, LI N, HAU K T, et al. Quality of life of Chinese urban community residents：a psychometric study of the mainland Chinese version of the WHOQOL-BREF ［J］. BMC Med Res Methodol, 2012, 12：37.

［19］ GUILLEMIN F, BOMBARDIER C, BEATON D. Cross-cultural adaptation of health-related quality of life measures：literature review and proposed guidelines ［J］. J Clin Epidemiol, 1993, 46 （12）：1417 – 1432.

［20］ SYMON A, NAGPAL J, MANIECKA-BRYLA I, et al. Cross-cultural adaptation and translation of a quality of life tool for new mothers：a methodological and experiential account from six countries ［J］. J Adv Nurs, 2013, 69 （4）：970 – 980.

［21］ 万崇华. 生命质量测定与评价方法 ［M］. 昆明：云南大学出版社, 1999.

［22］ 方积乾. 生存质量测定方法及应用 ［M］. 北京医科大学出版社, 2000.

［23］ 丁元林, 孔丹莉, 倪宗赞. 糖尿病特异性生存质量量表的文化调适与修订 ［J］. 中国行为医学科学, 2004, 13 （1）：102 – 103.

［24］ HANH V T, GUILLEMIN F, CONG D D, et al. Health related quality of life of adolescents in

Vietnam: cross-cultural adaptation and validation of the Adolescent Duke Health Profile [J]. J Adolesc, 2005, 28 (1): 127 – 146.

[25] DA MOTA FALCAO D, CICONELLI R M, FERRAZ M B. Translation and cultural adaptation of quality of life questionnaires: an evaluation of methodology [J]. J Rheumatol, 2003, 30 (2): 379-385.

[26] WIGANDER H, FRENCKNER B, WESTER T, et al. Translation and cultural adaptation of the Hirschsprung's Disease/Anorectal Malformation Quality of life Questionnaire (HAQL) into Swedish [J]. Pediatr Surg Int, 2014, 30 (4): 401 – 406.

[27] EPSTEIN J, OSBORNE R H, ELSWORTH G R, et al. Cross-cultural adaptation of the Health Education Impact Questionnaire: experimental study showed expertcommittee, not back-translation, added value [J/OL]. J Clin Epidemiol, 2013. DOI: 10. 1016/j. jclinepi. 2013. 07. 013.

[28] PUGA V O, LOPES A D, COSTA L O. Assessment of cross-cultural adaptations and measurement properties of self-report outcome measures relevant to shoulder disablity in portuguese: a systematic review [J]. Rev Bras Fisioter, 2012, 16 (2): 85 – 93.

第二章　研究对象与方法

第一节　量表的翻译与跨文化调适

一、翻译与跨文化调适的方法

对源量表的翻译并不是一个简单意义上的翻译过程。依据源量表与目标语国家语言和文化的不同情况有不同程度的翻译要求。本研究中的源量表翻译将英文版翻译为中文版，属于不同国家的不同语言之间的翻译，这对翻译的要求和方法相对更为复杂。根据美国矫形外科医师学会循证医学委员会（American Academy of Orthopaedic Surgeons Evidence Based Medicine Committee，AAOS）推荐的跨文化调适过程指南[1,2]，量表的翻译和跨文化调适分为五个步骤。

（一）正向翻译

正向翻译由 2 名双语翻译者独立完成，翻译者的母语为中文（即目标语）。2 名翻译者的工作经历或背景各不相同。翻译者 1 对所翻译的内容非常熟悉，其目的更多是从临床角度进行调适，从而保证与源量表的等价更为可靠。翻译者 2 自身既不熟悉量表内容，同时也未被告知量表内容，且没有医学背景，即"无知"翻译者（"naive" translator）。翻译者 2 要比翻译者 1 更可能从源语言的含义上发现细微差异。翻译者 2 主要是从非专业角度进行翻译，反应普通人群使用的语言。正向翻译进行 2 轮，2 名翻译者形成 2 个版本：T1 和 T2。

（二）综合与协调

综合协调（第三方）人将 2 个译本的翻译差异进行整合，即把源量表与翻译版本 T1 和 T2 进行综合，从而形成一个通用翻译版本 T-12。其整合的过程有详细的文字报告，在报告中完整地记录下所有整合步骤，包括每一个被提出的问题及如何解决这些问题，这个阶段的关键是所有翻译差异的整合均是通过 3 人一致同意而形成的，并不是某个人对多数人意见的妥协。

（三）反向翻译

反向翻译即在完全不知道源量表是什么内容的情况下将正向翻译的版本的 T-12 版本回译成源语言，即回译。回译是一个检查效度的过程，以确保翻译后的量表能准确表达源量表的条目内容，它通常能放大翻译过程中的一些模糊含混的词义。反向翻译进行 2 轮，由 2 名母语是源语言的双语翻译者进行版本 BT1 和 BT2 的回译工作。2 名回译者既不知道也未被告知量表内容，回译者 1 有一定的医学背景，回译者 2 没有医学背景，这样既能避免信息偏移，又能发现 T-12 版本中一些令人意外的条目翻译差异，从而增加"突出缺陷"的可能性。

（四）专家审议

在上述基础上，通过专家评议会评论、决策和整合所有翻译版本和量表的组成部分，包括源量表、指导语、记分文件和 T1、T2、T-12、BT1 和 BT2 版本，并建立中文预试验版。专家委员会包括方法学专家、临床专家和护理专家、语言学专家和所有翻译者（包括前译、回译和翻译合成者）。具体过程是：在保持源量表与目标语量表跨文化等价性方面，全体专家对这些所有的翻译版本从语意等价、习语等价、经验等价、概念等价 4 个方面进行评论，并对每一处差异最终达成一致，形成决策，且对每个决策的合理性都有相应的文字报告。这个环节对量表的跨文化等价性至关重要。

（五）预试验

对中文预试验版进行 30 ～ 40 人小样本的头皮银屑病和指（趾）甲银屑病患者的现场调查，每个受试者先完成量表，然后接受访谈以探究受试者所想的是否和每一个条目及条目反应尺度所表示的一样。这样可保证调适后的量表在中国语言情景文化下保持其等价性。通过条目遗漏率或单个回答率的比例可以看出受试者回答的分布情况。根据以上情况，进行适当修改，最终形成正式中文版。

二、翻译与跨文化调适所邀请的专家

在翻译与跨文化调适的阶段，我们邀请的专家共有 9 人，具体名单见表 2 - 1。

表 2 - 1 跨文化调适的专家

跨文化调适阶段	翻译者	国籍/单位	职称/职务	学历
正向翻译	李艳	中国/广东省中医院	心理睡眠科主任/主任医师	博士
	倪小佳	中国/广东省中医院	新药开发办/科员	博士

续表2-1

跨文化调适阶段	翻译者	国籍/单位	职称/职务	学历
综合协调	吴大嵘	中国/广东省中医院	疗效评价项目办主任/主任医师	博士
反向翻译	欧阳珊婷	美国/中国中医科学院医史文献研究所	访问学者	博士
	胡杨	加拿大/朗联集团有限公司	总经理	本科
专家审议	卢传坚	中国/广东省中医院	副院长/主任医师、教授	博士
	杨波	中国/广东省卫生健康委员会	交流合作处翻译/副调研员	硕士
	欧爱华	中国/广东省中医院	临床流行病学应用研究室/教授	硕士
	闫玉红	中国/广东省中医院	银屑病临床与基础研究团队/副主任医师	博士
	所有翻译者及综合协调者	—	—	

第二节　调查对象与抽样方法

一、调查对象

本研究上报广东省中医院伦理委员会，经审查符合赫尔辛基宣言，批准后开始进行现场调查。所纳入患者来自广东省中医院和中国人民解放军一九五医院。

（一）银屑病诊断标准

（1）西医诊断标准。参照美国皮肤病学会推荐2008年版银屑病治疗指南及《现代皮肤病学》[3]。

（2）中医辨证标准。参照《中华人民共和国中医行业标准》1994年版、《中药新药临床研究指南原则》2002年版中关于银屑病中医证候的判断标准进行辨证。

（二）患者纳入与排除标准

（1）纳入标准：①年龄为18～80岁；②根据临床表现或病理结果确诊为头皮银屑病或甲银屑病的患者；③病程不少于1个月；④愿意签署知情同意书。

（2）排除标准：①年龄小于18岁；②皮损未累及头皮或指（趾）甲部位的银屑病患者；③病程不足1个月；④伴有严重的心脑血管系统、肝肾、造血系统疾病者；⑤严重原发性疾病或精神疾病患者；⑥不愿意签署知情同意书。

二、抽样方法

抽样根据Kendall所提供的一个粗略的工作准则进行，即样本含量可取变量的10倍，至少是变量的5倍。本研究预计调查条目80个，则样本量估算为400～800例患者。

2014年4—8月，我们对在广州中医药大学第二附属医院（即广东省中医院）皮肤科门诊确诊的头皮银屑病患者（scalp psoriasis，SP）和指（趾）甲银屑病患者（nail psoriasis，NP）进行小样本的预调查。共调查了33例头皮银屑病患者和30例指（趾）甲银屑病患者。

2014年8月至2015年8月，我们采用方便抽样和定额抽样相结合的方法在广东省中医院和湖北195医院的皮肤科门诊及住院部对由医生明确诊断的头皮银屑病患者和指（趾）甲银屑病患者进行现场调查。共调查了272例头皮银屑病患者和245例指（趾）甲银屑病患者，其中，重测了24例头皮银屑病患者和55例指（趾）甲银屑病患者。

第三节　调查方法

调查是由经过培训的调查员采用面对面的问卷调查形式进行的。问卷发放前，调查员向患者解释研究的目的、意义，征得患者同意，签署知情同意书。调查时，力求患者独立填写。对客观原因限制者，如由于年龄大而看不清楚字的患者，由调查员使用统一的语言进行询问后代为填写。问卷当场收回，调查员现场回收调查表时，对疑问之处，及时询问核实，发现有漏填项目及时补填。同时调查员详细记录调查过程中被调查者提出的疑问和问题，记录填表所用时间。当一份问卷中有20%的数据缺失时，该问卷便视为作废。

调查员来自广州中医药大学经济与管理学院卫生管理专业的本科生和研究生，共有10名学生先后参与调查。考虑到广州市民以粤语为主要语言，为减少语言障碍，所挑选的调查员均通晓粤语和普通话。

调查时，使用 Scalpdex 和 NAPPA 中文版对患者测量 2 次。患者在门诊或住院时做第一次调查，之后隔 3～4 天做第二次调查以复测其信度。同时，完成患者人口统计学（如性别、年龄、职业、文化程度等）和疾病基本情况（如首次发病时间、病程、家族史等）资料的收集。

第四节　调　查　工　具

一、一般资料调查表

患者社会人口学信息和疾病相关信息的调查是采用自行设计的调查问卷，主要有：人口学资料，包括性别、出生日期、文化程度、是否在业、婚姻状况、医保形式；疾病状况资料，包括患者自评银屑病的严重程度、病程、皮损情况、皮损常发部位、复发因素、家族史、合并疾病、治疗情况等。

二、Scalpdex 量表

笔者与 Scalpdex 量表的原作者美国埃默里大学的 Chen 教授联系后，于 2014 年 1 月获得该量表中文版研制的授权（附录一）。Scalpdex 量表是美国埃默里大学的 Chen 等[4]学者于 2002 年开发研制的。Scalpdex 量表有 3 个维度共 23 个条目，其中症状（symptoms）维度 3 个条目、情感（emotions）维度 15 个条目、功能（functions）维度 5 个条目。每一条目的答案都转化为 0～100 的线性计分（从不 =0，很少 =25，有时 =50，经常 =75，总是 =100），其中，第 19 个条目为反向积分。所有条目累计得分均值即为维度得分，得分越高表示生命质量越差。

三、NAPPA 量表

笔者与 NAPPA 量表原作者德国汉堡大学医学中心的 Augustin 教授联系后，于 2014 年 3 月获得该量表中文版研制的授权（附录二）。NAPPA 量表是由德国汉堡大学医学中心的 Augustin 教授和他的研究团队 2013 年开发研制的，是专门针对银屑病和银屑病关节炎患者其指（趾）甲受累的评估量表[5]。NAPPA 是一套组合量表，有 3 个亚量表。

（一）NAPPA-QOL

NAPPA-QOL 是用于评价指（趾）甲银屑病生命质量的特异性量表。NAPPA-QOL

有 3 个维度共 20 个条目，其中，症状（signs）维度 6 个条目、耻辱（stigma）维度 8 个条目、日常生活（everyday life）维度 6 个条目。每个条目的应答采用 Likert-5 分类，从"根本没有"到"非常"依次赋值 0 ~ 4 分。具体为：根本没有 =0，有点 =1，中等 =2，相当 =3，非常 =4。所有条目累计得分均值即为维度得分，得分越高表示生命质量越差。

（二）NAPPA-PBI

NAPPA-PBI 用于测评患者相关需求和治疗受益。NAPPA-PBI 有 2 个部分，分别是 NAPPA-PBI（part 1）、NAPPA-PBI（part 2），有 24 个条目，条目的应答采用 Likert-5 分类，从 0 到 4 分。

（三）NAPPA-CLIN

NAPPA-CLIN 用于评估客观的指（趾）甲受累状态。NAPPA-CLIN 是指（趾）甲银屑病严重程度指数（NAPSI）的简版，它只评估受损最轻和最重的指（趾）甲，每个指（趾）甲有一个甲基评分和一个甲床评分，甲基与甲床评分之和为指（趾）甲的总分（0 ~ 8 分），受损最轻和最重的指（趾）甲评分之和即为其总分。

第五节 统 计 分 析

一、描述性统计分析

采用描述性统计分析方法分析被调查对象的人口学基本特征、疾病基本情况及生命质量得分情况。对于多选题，采用应答次数百分比和应答人数百分比进行分析。利用均数、百分位数、标准差描述各量表得分情况，并考核各量表得分的地板、天花板效应。如果超过 20% 的患者选择最低或最高分，那么认为存在地板或天花板效应[6]。

二、信度和效度分析

（一）信度

信度又叫可靠性。可靠性指同一个概念的多个计量项目的一致性程度[7]。我们使用克龙巴赫 α 系数（Cronbach's alpha coefficient）和分半信度（half-split reliability）检验数据的量表的内部一致性。根据黑尔等人[7]的观点，克龙巴赫 α 值大于 0.7 表明数据的可靠性较高。我们使用皮尔逊极差相关系数（Pearson correlation coefficient）、组内相关系数（intraclass correlation coefficient，ICC）和配对 t 检验考察量表的重测信度。其中，重测信度又称稳定性系数。

（二）效度

效度主要评价量表的准确度、有效性和正确性，即测量结果与试图达到测量目标的接近程度。我们使用会聚效度（convergent validity）考察量表与其理论上应该相关的量表之间的相关性[8,9]。会聚效度指同一个概念的计量项目之间的正相关程度[10]。我们使用区分效度（discriminant validity）考察量表在样本某些特征的不同层次间的区分能力。采用方差分析或 t 检验考察 Scalpdex 和 NAPPA 量表在不同病程和病情严重程度的患者间的区分能力。

我们采用结构效度（construct validity）考察量表的预设结构与实际测定结果的吻合程度。Scalpdex 和 NAPPA 量表的结构效度分别采用探索性因子分析（exploratory factor analysis，EFA）和验证性因子分析（confirmatory factor analysis，CFA）来考察。探索性因子分析采用主成分分析法（principal component analysis）提取公因子，以斜交旋转（oblique rotation/promax）得到因子负荷。验证性因子分析采用如下指标考核实际数据与预设结构的拟合程度：卡方（χ^2，minimum fit function Chi-square）、自由度（degrees of freedom，DF）、比较拟合度指数（comparative fit index，CFI）、赤池信息准则（Akaike's information criterion，AIC）、近似误差均方根（root mean square error of approximation，RMSEA）。CFI 值越大，模型的拟合效果越好，一般认为大于 0.9 表示模型拟合效果好[11]。RMSEA 则数值越小，模型拟合效果越好，一般认为 RMSEA 小于 0.08 表示模型拟合效果好[11]。AIC 可用来比较多个模型，AIC 越小表示模型越优[11]。

本研究采用 EPPIDATA 3.0 软件进行原始数据录入，在程序中设定了相应的逻辑控制程序。将录入数据导出到 SPSS 19.0 统计软件中，进行数据分析。结构方程模型分析采用 AMOS 21.0 软件完成。

第六节　质量控制

本研究在研究设计阶段、调查实施阶段和资料整理阶段这三个关键阶段进行质量控制，以尽可能减少误差，使调查结果能反映调查内容失误的真实情况。

一、研究设计阶段

在该阶段，我们重点对调查问卷的设计、调查员的筛选与培训进行质量控制[12]。我们根据预调查发现的问题对调查问卷做进一步修改和完善，以尽可能保证工具的可靠性和有效性。我们选择会讲粤语和普通话的医科院校本科生作为调查员。在实施调查前，我们对调查员进行统一的培训。通过培训，要求每个调查员必须明确调查意义、了解调查问卷设计原则、熟悉调查表内容，掌握调查询问方法，并了解银屑病患者的身心状态、常见临床症状和基本治疗思路，尽可能控制调查员的偏倚。

二、调查实施阶段

在该阶段，我们重点从调查员自查和调查质量复审两个层面进行质量控制[12]。我们要求调查员对现场回收的调查问卷进行即刻的全面自查，如有疑问应重新向被调查者询问核实，经核实如有错误要及时改正，有遗漏要及时补填，以尽可能提高应答率和降低偏误。对调查员每天回收的问卷，我们安排专人逐项复审，以最大程度确保每份问卷的完整性。

三、资料整理阶段

在该阶段，我们重点从数据录入和逻辑纠错两个层面进行质量控制[12]。原始数据采用双人双机的形式录入，然后通过 EPIDATA 软件将两名数据录入员的录入结果进行一致性检验。对不一致的地方，对照原始问卷查找原因，进行更正。我们通过 SPSS 软件对更正后的数据库进行描述性统计分析以查找隐蔽的逻辑性错误，从而进一步对数据库进行质量控制，减少数据录入的错误率。

参考文献

［1］ BEATON D E, BOMBARDIER C, GUILLEMIN F, et al. Guidelines for the process of cross-cultural adaptation of self-report measures ［J］. Spine, 2000, 25（24）: 3186 – 3191.

［2］ 夏萍，李宁秀，吕玉波，等. 生命质量量表跨文化调适方法的概述 ［J］. 中国心理卫生杂志，2007, 4（21）: 230 – 232

［3］ 杨国亮，王侠生. 现代皮肤病学 ［M］. 上海医科大学出版社，2005.

［4］ CHEN S C, YEUNG J, CHREN M M. Scalpdex: a quality-of-life instrument for scalp dermatitis ［J］. Arch Dermatol, 2002, 138（6）: 803 – 807.

［5］ AUGUSTIN M, BLOME C, COSTANZO A, et al. Nail Assessment in Psoriasis and Psoriatic Arthritis （NAPPA）: development and validation of a tool for assessment of nail psoriasis outcomes ［J］. Br J Dermatol, 2013, 15（7）: 573 – 573.

［6］ ANDERSON R T, RAJAGOPALAN R. Development and validation of a quality of life instrument for cutaneous diseases ［J］. J Am Acad Dermatol, 1997: 41 – 50.

［7］ HAIR, J F, BLACK W C, BABIN B J, et al. Multivariate Data Analysis ［M］. 6th ed. New Jersey: Prentice Hall, 2006.

［8］ CAMPELL D T, FISKE D W. Convergent and discriminant validation by the multitrait-multimethod matrix ［J］. Psychological Bulletin, 1959, 56: 81 – 105.

［9］ JOHN O P, BENET-MARTINEZ V. Measurement: Reliability, construct validation, and scale construction ［M］. New York：Cambridge University Press，2000.

［10］MALHOTRA，NARESH K. Marketing Research：An Application Orientation ［M］. 2nd ed. Nwe Jersey：Prentice Hall，1999.

［11］GUYATT G，WALTER S，NORMAN G. Measuring change overtime：assessing the usefulness of evaluative instruments ［J］. J Chron Dis，1987，40（2）：171.

［12］夏萍，黄慧玲. 医疗服务顾客满意度测评管理 ［M］. 广州：中山大学出版社，2015.

第三章　Scalpdex 和 NAPPA 量表中文版的建立

第一节　Scalpdex 中文版的建立

一、Scalpdex 跨文化调适

（一）正向翻译

2 个正向翻译的译本 T1 和 T2 有 15 个条目的翻译基本一致，有 8 个条目的翻译存在一定程度的差异，分别是条目 6、7、10、13、17、19、20、23（附录三）。2 名正向译者对条目 7 的"humiliated"、条目 13 的"how I wear my hair（hairstyle，hats）"、条目 20 的"cost"在源量表中的内涵有争议。

（二）综合协调

在综合协调阶段，第三方综合协调员和 2 名正向译者对译本 T1 和 T2 的差异经充分讨论，均达成一致意见。他们认为，条目 7 的"humiliated"本意有羞辱、耻辱的意思，另外，从量表整体看，表达情感维度的条目 3、4、5、6 的关键词有逐层递进的关系。因此，将"humiliated"译为"低人一等"。对条目 13 的理解应考虑中国文化背景下的习惯表达，"修饰头发""处理头发"的译法显得生硬，不口语化，因此，译为"打理头发"。对条目 20 的"cost"的理解应该从护理头皮所产生的经济成本，即"费用"的角度考虑，因此译为"费用"。

（三）反向翻译

反向翻译译本 BT1 和 BT2 共有 16 个条目回译成功（译本 BT1 和 BT2 中有一个与源量表对应条目关键词相同即视为回译成功）。有 7 个条目与源量表对应条目的关键词不同，分别是条目 6、7、9、11、13、16、23（附录三）。

条目 6 的关键词"frustrated"，BT1 和 BT2 译本均为"discouraged"。

条目 7 的关键词"humiliated"，BT1 译本为"not as good as other people"，BT2 译

本为"less than others"。

条目 9 的关键词"annoyed"，BT1 译本为"upset"，BT2 译本为"troubled"。

条目 11 的关键词"self-conscious"，BT1 和 BT2 译本均为"unfortable"。

条目 13 的关键词"how I wear my hair"，BT1 译本为"the way I style my hair"，BT2 译本为"how I groom my hair"。

条目 16 的关键词"the persistence/reoccurrence of my scalp condition"，BT1 译本为"always like this or continuously recurs"，BT2 译本为"the continuous bad scalp condition and its recurrence"。

条目 23 的关键词"make it hard to go to the hairdresser"，BT1 译本为"makes me reluctant to go to a hair salon"，BT2 译本为"makes me unwilling to receive a hair-cut"。

（四）专家审议

在专家委员会审议阶段，9 名专家对前几个阶段均有争议的条目 6 和 7 进行讨论。条目 6 的争议在于对"frustrated"，究竟译为"气馁"，还是"受挫"，两种表达哪一种更贴近"frustrated"的原意。经过讨论，评审专家一致认为"受挫"更贴近"frustrated"的含义。"humiliated"从词根上可以分为"hum-"和"-iliated"，前者指人，后者意为分隔，合起来可以理解为将人进行区分。经过讨论，评审专家一致接受了将"humiliated"译为"低人一等"的观点。由此，通过专家委员会的审议，形成 Scalpdex 中文版预试验版（附录四）。

二、预调查对象一般特征

我们采用方便抽样法，使用 Scalpdex 中文版预试验版共调查了 33 例头皮银屑病患者。33 例患者中，男性 23 例（69.7%），女性 10 例（30.3%）。以在业（63.6%）和已婚（75.8%）的患者为多数。33 例患者的平均年龄为（43.79±14.48）岁。受教育程度方面，初中 4 人（12.1%），高中 7 人（21.2%），本科及以上 22 人（66.7%）。患者自评银屑病严重程度为轻度的 16 人（48.5%），中度的 13 人（39.4%），重度的 4 人（12.1%）。银屑病病程为 1～29 年，平均病程为（9.73±7.57）年。头皮银屑病病程为 1～29 年，平均病程为（9.06±7.35）年。头皮受累与身体其他部位皮损（如躯干、上肢、下肢）同时发生的 19 例（57.6%），发生在皮损之前的 7 例（21.2%），发生在皮损之后的 7 例（21.2%）。

三、初步可行性分析

在 33 例被调查者中，有 25 例（75.8%）患者表示对量表所有条目完全理解，没有不明白和不清晰的地方。余下的 8 例患者中，有 5 例（15.1%）患者表示对条目 4 中"羞愧"一词的理解模糊，有 3 例（9.1%）患者表示不理解条目 9 中的"懊恼"，其他条目均无问题。完成一份量表用时 5 ～ 8 分钟。

四、初步信效度分析

Scalpdex 中文预试验版 3 个维度的克龙巴赫 α 系数分别为：症状维度 0.85，情感维度 0.93，功能维度 0.81，总量表为 0.94。中文预试验版的 Scalpdex 折半信度为 0.75。表 3 – 1 显示，除情感维度的条目 19 和条目 20 外，各维度所属条目得分与该维度得分的斯皮尔曼（Spearman）相关系数均不低于 0.5 且均有统计学意义。除情感维度与功能维度外，其他维度间两两均为显著性低相关（$p < 0.01$）。此外，中文预试验版 Scalpdex 的 3 个维度与总分均为高度相关（$p < 0.01$），分别是 0.50、0.98、0.88。

表 3 – 1　中文预试验版 Scalpdex 条目与维度的斯皮尔曼相关系数

维度/条目	症状维度	情感维度	功能维度
症状维度			
1. 我头皮痛	0.86**	0.29**	0.17*
3. 我头皮痒	0.90**	0.47**	0.33**
8. 我头皮出血	0.87**	0.26**	0.25**
情感维度			
2. 我头皮的状况令我感到郁闷	0.40**	0.64**	0.48**
4. 我因头皮的状况感到羞愧	0.33**	0.74**	0.61**
5. 我因头皮的状况感到尴尬	0.40**	0.83**	0.68**
6. 我因头皮的状况感到受挫	0.40**	0.83**	0.63**
7. 我因头皮的状况感到低人一等	0.34**	0.65**	0.53**
9. 我因头皮的状况感到懊恼	0.32**	0.79**	0.58**
10. 我因头皮的外观感到困扰	0.39**	0.86**	0.64**
11. 我因头皮的状况感到不自在	0.32**	0.80**	0.68**
12. 我因头皮不能治愈感到困扰	0.34**	0.82**	0.65**
14. 我因人们问我关于头皮的状况感到困扰	0.30**	0.76**	0.72**
16. 我因头皮状况一直不好或反复发作感到困扰	0.28**	0.83**	0.70**
17. 我因头皮的状况感到有压力	0.36**	0.84**	0.70**
19. 我感觉我护理头皮的知识是足够的	− 0.11	0.01	− 0.20**
20. 护理头皮的费用让我困扰	0.14*	0.32**	0.40**
22. 头皮的状况令我觉得与别人不一样	0.21**	0.72**	0.70**
功能维度			
13. 头皮的状况影响我打理头发	0.11	0.57**	0.76**

续表 3 - 1

维度/条目	症状维度	情感维度	功能维度
15. 头皮的状况影响我穿衣的颜色	0.14 *	0.56 * *	0.59 *
18. 护理头皮令我感到不便	0.34 * *	0.67 * *	0.81 * *
21. 头皮的状况给我的日常生活带来不便	0.32 * *	0.69 * *	0.79 * *
23. 头皮的状况令我不愿意去理发	0.30 * *	0.63 * *	0.78 * *
症状维度	1.00	0.41 * *	0.31 * *
情感维度	0.41 * *	1.00	0.81 * *
功能维度	0.31 * *	0.81 * *	1.00

　　＊＊$p < 0.01$，＊$p < 0.05$。

第二节　NAPPA 中文版的建立

一、NAPPA 跨文化调适

（一）正向翻译

1. NAPPA-QOL

　　NAPPA-QOL 量表有 20 个条目，在其正向翻译中，T1 译本和 T2 译本有 15 个条目的翻译基本一致，有 5 个条目（条目 9、10、13、17、18）的翻译存在一定程度的差异（附录五），其中，有争议的是条目 9 的 "catch"、条目 13 的 "relationship" 和条目 18 "react negatively"。T1 译本将条目 9 的 "catch" 译为 "刮到东西"，T2 译本译为 "勾到东西"。T1 译本将条目 13 的 "relationship" 译为 "关系"，T2 译本译为 "恋爱"。T1 译本将条目 18 的 "react negatively" 译为 "负面反应"，T2 译本译为 "反应消极"。同时，2 个正向译本对指导语中的 "spontaneously" "suffer from" 的翻译有所不同。对 "spontaneously"，T1 译本为 "自然地回答这些问题"，T2 译本为 "根据自己的第一反应进行回答"。对 "suffer from"，T1 译本为 "令您苦于……"，T2 译本为 "让您遭受……（以下不适）的程度"。

2. NAPPA-PBI

　　NAPPA-PBI 有 part 1 和 part 2 两个量表，每个量表各 24 个条目，两个量表的条目完全一致。在其正向翻译中，T1 译本和 T2 译本有 17 个条目的翻译基本一致，有 7 个条目（条目 3、8、9、11、13、18、20）的翻译存在一定程度的差异（附录五），其中有争议的条目是：

条目 3 的 "firm"，T1 译本为 "坚固"，T2 译本为 "结实的"。

条目 8 的 "looking after"，T1 译本为 "护理"，T2 译本为 "照料"。

条目 9 的 "catch"，T1 译本为 "刮到东西"，T2 译本为 "勾到东西"。

条目 13 的 "relationship"，T1 译本为 "关系"，T2 译本为 "恋爱关系"。

条目 18 "react negatively"，T1 译本为 "负面反应"，T2 译本为 "消极反应"。

3. NAPPA-CLIN

NAPPA-CLIN 是用于评估客观的指（趾）甲受累状态，其手指甲和脚指甲的部位都是客观存在，在正向翻译中，除了指导语的翻译有差异外，对手指甲和脚指甲具体部位的翻译均一致，没有争议。指导语翻译的差异主要体现在对甲银屑病的指（趾）甲病变症状的翻译。

（二）综合协调

1. NAPPA-QOL

在综合协调阶段，第三方综合协调员和 2 名正向译者对译本 T1 和 T2 的差异经充分讨论后，均达成一致意见。将条目 9 的 "catch" 译为 "刮到东西"；将条目 13 的 "relationship" 译为动词 "谈恋爱"；将条目 18 "react negatively" 译为 "不友好"。同时，对指导语中的 "spontaneously" "suffer from"，分别译为 "根据自己的第一反应回答" "让您感受不适的程度"。

2. NAPPA-PBI

在 NAPPA-PBI 的综合协调阶段，协调员和 2 名正向译者对译本 T1 和 T2 的差异经充分讨论，均达成一致意见。将条目 3 的 "firm" 译为 "坚固"；条目 8 的 "looking after" 译为 "护理"；条目 9 的 "catch" 译为 "刮到东西"；条目 13 的 "relationship" 译为 "恋爱关系"；条目 18 "react negatively" 译为 "不友好"。

3. NAPPA-CLIN

在 NAPPA-CLIN 的综合协调阶段，协调员和对正向译本 T1 和 T2 中指导语的差异经充分讨论，形成一致意见（附录五）。

（三）反向翻译

1. NAPPA-QOL

NAPPA-QOL 的反向翻译译本 BT1 和 BT2 共有 14 个条目回译成功（译本 BT1 和 BT2 中有一个与源量表对应条目关键词相同即视为回译成功）。有 6 个条目与源量表对应条目的关键词不同，分别是：

条目 3 的 "reduced strength of the nails"，BT1 译本为 "decrease in hardness of nails"，BT2 译本为 "decreased hardness of finger/toe nail"。

条目 4 的 "raised nails"，BT1 译本为 "protruding nails"，BT2 译本为 "projection of the finger/toe nail"。

条目 8 的 "makes care of"，BT1 译本为 "makes grooming"，BT2 译本为 "tend to"。

条目 9 的 "catch"，BT1 译本为 "scrape or get snagged"，BT2 译本为 "scratch"。

条目 13 的 "relationship"，BT1 译本为 "a romantic relationship"，BT2 译本为 "my love life"。

条目 18 的 "react negatively"，BT1 译本为 "not friendly"，BT2 译本为 "unfriendly"。

2. NAPPA-PBI

NAPPA-PBI 的反向翻译译本 BT1 和 BT2 共有 14 个条目回译成功（译本 BT1 和 BT2 中有一个与源量表对应条目关键词相同即视为回译成功）。有 6 个条目与源量表对应条目的关键词不同，分别是：

条目 3 的 "firm"，BT1 译本为 "solid"，BT2 译本为 "strong"。

条目 8 的 "raised"，BT1 译本为 "protruding"，BT2 译本为 "projection"。

条目 9 的 "grip"，BT1 译本为 "scrape"，BT2 译本为 "scratch"。

条目 18 "negative reactions"，BT1 译本为 "not friendly to"，BT2 译本为 "unfriendly towards"。

条目 20 的 "emotionally"，BT1 和 BT2 译本均为 "mood"。

条目 22 的 "improvement"，BT1 和 BT2 译本均为 "recovery"。

（四）专家审议

在专家委员会审议阶段，9 名专家对所有译本从语意等价、习语等价、经验等价、概念等价 4 个方面进行跨文化调适，并对在正向翻译和反向翻译 2 个阶段均有争议的条目 13 和 18 进行讨论。对条目 13 "relationship" 的讨论结果是，将夫妻关系也包括在恋爱关系之中。对条目 18 "react negatively"，专家们认为虽然该词其本意是 "消极反应、负面反应、表现消极"，但表达不够口语化，且难以理解，因此专家们提出应从 "疏离、不友好、否定" 的角度来考虑，最后讨论结果是将其译为 "不友好"。由此，通过专家委员会的审议，形成了 NAPPA 中文预试验版（附录六）。

二、预调查对象一般特征

我们采用方便抽样法，使用 NAPPA 中文预试验版共调查了 30 例指（趾）甲银屑病患者。在 30 例患者中，男性 19 例（63.3%），女性 11 例（36.7%）。以在业（63.3%）和已婚（70%）的患者为多数。30 例患者的平均年龄为（38.10 ± 10.63）岁。受教育程度方面，小学 1 人（3.3%），初中 4 人（13.3%），高中 15 人（50.0%），本科及以上 10 人（33.3%）。

患者自评银屑病严重程度为轻度的 8 人（26.6%），中度 12 人（40.0%），重度 10 人（33.3%）。银屑病病程 1.5～34.4 年，平均病程为（10.85 ± 8.12）年。头皮银屑病病程 0.17～23.00 年，平均病程为（5.75±6.00）年。头皮受累与身体其他部位皮损（如躯干、上肢、下肢）同时发生的 5 例（16.7%），发生在皮损之后的 25 例（83.3%）。银屑病类型中，寻常型 24 例（80.0%）、脓疱型 1 例（3.3%）、红皮型 2 例（6.7%）、关节型 3 例（10.0%）。左手手指全部累及 14 例（46.7%），右手手指全部累及 16 例（53.3%），左脚脚趾全部累及 11 例（36.7%），右脚脚趾全部累及 10 例（33.3%）。

三、初步可行性分析

在预调查的 30 例指（趾）甲银屑病患者中，有 27 例（90%）患者表示对 NAPPA-QOL 量表所有条目完全理解，没有不明白和不清晰的地方。余下的 3 例（10%）患者分别对条目 7 和条目 13 有疑问。对条目 7 的疑问主要是患者不知道跟正常指甲相比，病变指甲看起来有什么不同。对条目 13 的疑问主要是在没有伴侣的情况下，这道题该如何填答。

此外，在 30 例被调查者中，有 10 人（33.3%）表示对 NAPPA-PBI（part 1）和 NAPPA-PBI（part 2）量表中的条目 7 "指（趾）甲的改变都能治愈" 不理解。有 50% 的患者认为 NAPPA-PBI（part 1）和（part 2）这两个量表的答案与 NAPPA-QOL 量表的答案一致，填写问卷时，容易搞混，不直观，不易理解。完成一份量表用时 10～15 分钟。

四、初步信效度分析

（一）NAPPA-QOL

NAPPA-QOL 中文预试验版总量表的克龙巴赫 α 系数为 0.91，3 个维度的克龙巴赫 α 系数分别为：症状维度 0.83，耻辱维度 0.86，日常生活维度 0.77。NAPPA-QOL 中文预试验版的折半信度为 0.67。表 3-2 显示，除条目 1（症状维度）和条目 13（耻辱维度），各维度所属条目得分与该维度得分的斯皮尔曼相关系数均不低于 0.5 且均有统计学意义。另外，表 3-2 还显示，除情感维度与功能维度外，其他维度间两两均为显著性低相关（$p < 0.01$）。NAPPA-QOL 中文预试验版的 3 个维度与总分均为高度相关（$p < 0.01$），分别是 0.85、0.91、0.86。

表 3-2 中文预试验版 NAPPA-QOL 条目与维度的斯皮尔曼相关系数

维度/条目	症状维度	耻辱维度	日常生活维度
症状维度			
1. 手指/脚趾痒	0.40*	0.14	0.30
2. 手指/脚趾疼痛或其他异常感觉	0.59**	0.44*	0.50**

续表 3 - 2

维度/条目	症状维度	耻辱维度	日常生活维度
3. 指（趾）甲硬度下降（如脆、薄、萎缩或脱落）	0.80**	0.39*	0.53**
4. 症状，如变硬、变厚或指（趾）甲凸起	0.79**	0.38*	0.39*
5. 指（趾）甲外观改变	0.92**	0.59**	0.55**
7. 现在您的指（趾）甲看起来有什么不同	0.78**	0.68**	0.59**
耻辱维度			
13. 指（趾）甲银屑病对我的恋爱关系（或夫妻关系）是一种负担	0.05	0.45*	0.19
14. 因为甲银屑病，我避免触碰他人	0.24	0.66**	0.46*
15. 我试图藏起我的指（趾）甲	0.55**	0.85**	0.68**
16. 我指（趾）甲的样子令我尴尬	0.41*	0.85**	0.62**
17. 我的指（趾）甲不好看	0.71**	0.75**	0.67**
18. 因为甲银屑病，我觉得其他人对我不友好	0.23	0.55**	0.37*
19. 我觉得其他人盯着我的指（趾）甲看	0.25	0.69**	0.50**
20. 因为甲银屑病，我感到郁闷或缺乏自信	0.39*	0.73**	0.55**
日常生活维度			
6. 抓东西困难	0.55**	0.24	0.58**
8. 甲银屑病让我感到护理指（趾）甲困难	0.55**	0.59**	0.83**
9. 我指（趾）甲经常刮到东西	0.34	0.57**	0.67**
10. 甲银屑病使我觉得用手干活困难	0.37*	0.51**	0.68**
11. 因为甲银屑病，我无法进行正常的工作	0.34	0.34*	0.64**
12. 甲银屑病限制了我的休闲和体育活动	0.24	0.65**	0.61**
NAPPA-QOL 症状维度	1	0.61**	0.64**
NAPPA-QOL 耻辱维度	0.61**	1	0.76**
NAPPA-QOL 日常生活维度	0.64**	0.76**	1

　　* * $p < 0.01$，* $p < 0.05$。

（二）NAPPA-PBI

　　NAPPA-PBI（part 1）中文预试验版总量表的克龙巴赫 α 系数为 0.87，4 个维度的克龙巴赫 α 系数分别为：症状维度 0.71，日常生活维度 0.75，耻辱维度 0.89，治疗目标维度 0.91。NAPPA-PBI（part 1）中文预试验版的折半信度为 0.59。

　　NAPPA-PBI（part 2）中文预试验版总量表的克龙巴赫 α 系数为 0.92，4 个维度的克龙巴赫 α 系数分别为：症状维度 0.78，日常生活维度 0.83，耻辱维度 0.89，治疗效果维度 0.88。NAPPA-PBI（part 2）中文预试验版的折半信度为 0.77。

由表 3-3 可见，NAPPA-PBI（part 1）的中文预试验版的症状维度所属的条目 1、条目 2 得分与该维度得分的相关系数没有统计学意义。此外，除了耻辱维度下的条目 14、条目 20 的之外，各维度所属条目得分与该维度得分的斯皮尔曼相关系数均不低于 0.5 且均有统计学意义。NAPPA-PBI（part 1）中文预试验版的"症状""耻辱""日常生活""治疗目标"这 4 个维度的得分与总分的相关系数分别是 0.38、0.61、0.74、0.59。

表3-3 中文预试验版 NAPPA-PBI（Part 1）量表条目与维度的斯皮尔曼相关系数

	症状维度	耻辱维度	日常生活维度	治疗目标维度
症状维度				
1. 手指/脚趾不再痒	0.34	−0.19	0.25	−0.07
2. 手指/脚趾不再有任何疼痛或其他不适	0.33	−0.03	0.36*	−0.20
3. 指（趾）甲坚固（如不脆、不薄、不萎缩或不脱落）	0.62**	−0.13	0.33	−0.18
4. 指（趾）甲不再变硬、变厚或凸起	0.81**	−0.06	0.26	0.04
5. 指（趾）甲外观正常	0.85**	−0.29	0.11	0.27
7. 所有指（趾）甲的病变都治愈了	0.53**	−0.17	−0.19	0.16
耻辱维度				
13. 指（趾）甲银屑病对您恋爱关系（或夫妻关系）的压力减小	−0.09	0.51**	0.49**	0.23
14. 触碰他人感觉自在	0.09	0.48**	0.55**	−0.06
15. 不再藏起您的指（趾）甲	0.02	0.67**	0.43*	0.23
16. 不再为您的指（趾）甲感到羞愧	−0.15	0.78**	0.35	0.39*
17. 指（趾）甲不再难看	−0.05	0.81**	0.21	0.33
18. 不再觉得其他人对您不友好	−0.08	0.62**	0.45*	0.17
19. 觉得盯着您的指（趾）甲看的人少了	−0.37*	0.77**	0.32	0.08
20. 心情更好了	−0.18	0.048**	0.21	0.09
日常生活维度				
6. 可以正常地抓取东西	0.29	0.03	0.56**	−0.08
8. 护理指（趾）甲没那么麻烦	0.28	0.28	0.65**	0.07
9. 指（趾）甲不再刮到东西	0.16	0.14	0.71**	0.22
10. 用手干活不再受限	−0.07	0.24	0.64**	0.04

续表 3 – 3

	症状维度	耻辱维度	日常生活维度	治疗目标维度
11. 可以正常地工作	0.04	0.26	0.60**	-0.09
12. 可以从事正常的休闲和体育活动	0.06	0.62**	0.74**	0.17
治疗目标维度				
21. 找到明确的诊断和治疗方法	0.15	0.25	0.02	0.85**
22. 感受到指（趾）甲的迅速恢复	0.08	0.18	0.07	0.93**
23. 您的病情得到控制	0.32	0.24	0.22	0.90**
24. 对治疗有信心	0.17	0.31	0.458*	0.65**
NAPPA-PBI 1 症状维度	1.00	-0.18	0.27	0.20
NAPPA-PBI 1 耻辱维度	-0.18	1.00	0.45*	0.28
NAPPA-PBI 1 日常生活维度	0.27	0.45*	1.00	0.21
NAPPA-PBI 1 治疗目标维度	0.20	0.28	0.21	1.00

**$p < 0.01$，*$p < 0.05$。

由表 3 – 4 可见，NAPPA-PBI（part 2）中文预试验版除条目 1（症状维度）外，各维度所属条目得分与该维度得分的相关系数均不低于 0.5（$p < 0.01$）。另外，除耻辱维度与日常生活维度外，其他维度间两两均为显著性低相关（$p < 0.05$）。NAPPA-PBI（part 2）中文预试验版的"症状""耻辱""日常生活""治疗效果"这 4 个维度的得分与总分的相关系数分别是 0.52、0.90、0.87、0.52。

表 3 – 4 NAPPA-PBI（part 2）中文版条目与维度的斯皮尔曼相关系数

	症状维度	耻辱维度	日常生活维度	治疗目标维度
症状维度				
1. 手指/脚趾不再痒	0.41*	0.15	0.27	0.17
2. 手指/脚趾不再有任何疼痛或其他不适	0.65**	0.17	0.41*	-0.04
3. 指（趾）甲坚固（如不脆、不薄、不萎缩或不脱落）	0.80**	0.20	0.38*	-0.20
4. 指（趾）甲不再变硬、变厚或凸起	0.79**	0.29	0.30	0.21
5. 指（趾）甲外观正常	0.78**	0.27	0.27	0.24
7. 所有指（趾）甲的病变都治愈了	0.66**	0.20	0.19	0.29

续表3-4

	症状维度	耻辱维度	日常生活维度	治疗目标维度
耻辱维度				
13. 甲银屑病对您恋爱关系（或夫妻关系）的压力减小	0.08	0.65**	0.42*	0.37*
14. 触碰他人感觉自在	0.26	0.71**	0.63**	0.27
15. 不再藏起您的指（趾）甲	0.14	0.71**	0.43*	0.50**
16. 不再为您的指（趾）甲感到羞愧	0.08	0.83**	0.64**	0.58**
17. 指（趾）甲不再难看	0.36*	0.60**	0.42*	0.58**
18. 不再觉得其他人对您不友好	0.25	0.76**	0.72**	0.22
19. 觉得盯着您的指（趾）甲看的人少了	0.16	0.84**	0.73**	0.41*
20. 心情更好了	0.29	0.75**	0.65**	0.42*
日常生活维度				
6. 可以正常地抓取东西	0.51**	0.39*	0.68**	0.12
8. 护理指（趾）甲没那么麻烦	0.35	0.52**	0.73**	0.35
9. 指（趾）甲不再刮到东西	0.22	0.71**	0.84**	0.31
10. 用手干活不再受限	0.24	0.42*	0.64**	0.21
11. 可以正常地工作	0.26	0.63**	0.77**	0.39*
12. 可以从事正常的休闲和体育活动	0.32	0.71**	0.69**	0.10
治疗效果维度				
21. 找到明确的诊断和治疗方法	0.18	0.47**	0.32	0.87**
22. 感受到指（趾）甲的迅速恢复	0.37*	0.35	0.22	0.72**
23. 您的病情得到控制	0.13	0.48**	0.25	0.93**
24. 对治疗有信心	-0.02	0.52**	0.31	0.90**
NAPPA-PBI2 症状维度	1.00	0.23	0.38*	0.09
NAPPA-PBI2 耻辱维度	0.23	1.00	0.76**	0.48**
NAPPA-PBI2 日常生活维度	0.38*	0.76**	1.00	0.27
NAPPA-PBI2 治疗效果维度	0.09	0.48**	0.27	1.00

**p<0.01，*p<0.05。

第三节　量表的修正

通过以上预调查分析结果，我们对 Scalpdex 和 NAPPA 中文预试验版中超过 30% 比例患者不理解的地方进行了修正。分别是：

（1）将 NAPPA-PBI（part 1）的答案修改为"根本不重要""有点重要""中等重要""相当重要""非常重要"。

（2）将 NAPPA-PBI（part 2）的答案修改为"根本没有效果""有点效果""中等效果""相当有效果""非常有效果"。

（3）将 NAPPA-PBI（part 1）和 NAPPA-PBI（part 2）量表的条目 7 修改为"所有指（趾）甲的病变都治愈了"。

第四章 Scalpdex 和 NAPPA 量表中文版的信效度

第一节 调查对象的一般特征

我们使用 Scalpdex 和 NAPPA 正式中文版，于 2014 年 8 月至 2015 年 8 月在广东省中医院和湖北 195 医院的皮肤科门诊及住院部对由医生明确诊断的头皮银屑病患者和指（趾）甲银屑病患者进行现场调查。我们现场调查了 272 例头皮银屑病患者和 245 例指（趾）甲银屑病患者，于 1 ~ 2 周后对其中的 24 例头皮银屑病患者和 55 例指（趾）甲银屑病患者进行了第二次测量。

一、头皮银屑病患者的一般特征

在 272 例头皮银屑病患者中，有效问卷（附录九）269 份，有效率为 98.9%。被调查样本的平均年龄为（38.16 ± 12.85）岁，年龄的中位数是 35 岁，众数是 27 岁。变量"年龄"缺失 1 例，缺失率为 0.4%。被调查样本银屑病平均病程为（10.18 ± 7.61）年，病程的中位数和众数均为 8 年。被调查样本头皮受累的平均病程为（9.30 ± 7.04）年，病程的中位数为 8 年，众数为 10 年。变量"头皮受累"缺失 2 例，缺失率为 0.7%。患者自评病情严重程度的平均得分为（2.58 ± 1.18）。变量"自评病情严重程度"缺失 1 例，缺失率为 0.4%。头皮银屑病患者的其他基本信息见表 4 - 1 和表 4 - 2。

表 4 - 1　头皮银屑病患者的一般特征

项目	人数	构成比 /%
年龄分组（$n = 268$）		
44 岁及以下	185	69.0
45 ~ 59 岁	62	23.1
60 岁及以下	21	7.8
性别（$n = 269$）		
男	193	71.7

续表 4 - 1

项目	人数	构成比/%
女	76	28.3
教育程度（$n = 268$）		
小学及以下	9	3.4
初中	36	13.4
高中	86	32.1
本科及以上	137	51.1
婚姻状况（$n = 269$）		
已婚	180	66.9
未婚	83	30.9
离婚	6	2.2
是否在业（$n = 269$）		
不在业	91	33.8
在业	178	66.2
职业（$n = 269$）		
无业	51	19.0
在校学生	18	6.7
离退休	22	8.2
企事业单位	75	27.9
行政机关	31	11.5
商业服务业	35	13.0
农民	6	2.2
其他	31	11.5
患者自评病情严重程度（$n = 268$）		
很轻	86	32.1
较轻	5	1.9
一般	116	43.3
较重	58	21.6
很重	3	1.1
有无家族史（$n = 269$）		
无	221	82.2
有	48	17.8
头皮受累与皮损发生的时间关系（$n = 268$）		

续表4－1

项目	人数	构成比／%
同时发生	132	49.3
发生在皮损之前	79	29.5
发生在皮损之后	57	21.3
有无合并疾病 ($n = 269$)		
无	256	95.2
有	13	4.8
有无诱发或加重病情的因素 ($n = 269$)		
无	38	14.1
有	231	85.9

表4－2　头皮银屑病患者的受损部位及诱发因素（多选题）

项目	应答人数	应答次数占比／%	应答人数占比／%
受累部位 ($n = 268$)			
头皮	269	19.2	100
面部	124	8.9	46.1
上肢	206	14.7	76.6
躯干	204	14.6	75.8
下肢	211	15.1	78.4
手指甲	161	11.5	59.9
脚指甲	126	9.0	46.8
腋下、腹股沟等皱褶部位	88	6.3	32.7
其他	10	0.7	3.7
诱发或加重病情的因素 ($n = 226$)			
季节	197	40.4	87.2
过度疲劳	102	20.9	45.1
精神因素	147	30.1	65.0
妇科因素	20	4.1	8.8
药物	17	3.5	7.5
其他	5	1.0	2.2
季节诱发的具体因素 ($n = 197$)			
夏到秋	34	12.3	17.3

续表 4 - 2

	应答人数	应答次数占比 /%	应答人数占比 /%
秋到冬	126	45.5	64.0
冬到春	88	31.8	44.7
春到夏	29	10.5	14.7
精神诱发的具体因素（n = 147）			
紧张	70	20.7	47.6
压力	119	35.2	81.0
焦虑	76	22.5	51.7
生气	42	12.4	28.6
悲伤	31	9.2	21.1
妇科诱发的具体因素（n = 19）			
月经	17	81.0	89.5
妊娠	4	19.0	21.1

二、指（趾）甲银屑病患者的一般特征

在 245 例指（趾）甲银屑病患者中，有效问卷（附录十）228 份，有效率为 93.6%。228 例甲银屑病患者的平均年龄为（40.69 ± 14.00）岁，年龄的中位数 38 岁，众数是 30 岁。变量"年龄"缺失 3 例，缺失率为 1.3%。被调查样本银屑病平均病程为（11.40 ± 8.35）年，病程的中位数和众数均为 10 年。变量"银屑病病程"缺失 2 例，缺失率为 0.9%。被调查样本指（趾）甲受累的平均病程为（6.54 ± 6.38）年，病程的中位数为 5 年，众数为 4 年。变量"指甲受累病程"缺失 8 例，缺失率为 3.5%。患者自评病情严重程度的平均得分为（2.95 ± 1.22）。变量"自评病情严重程度"缺失 13 例，缺失率为 5.7%。甲银屑病患者的其他基本信息见表 4 - 3 至表 4 - 4。

表 4 - 3　甲银屑病患者的基本特征

项目	人数	构成比 /%
年龄分组（n = 225）		
44 岁及以下	139	61.8
45 ~ 59 岁	60	26.7
60 岁及以上	26	11.6
性别（n = 228）		

续表 4 – 3

项目	人数	构成比 /%
男	165	72.4
女	63	27.6
教育程度（$n = 225$）		
小学及以下	12	5.3
初中	27	12.0
高中/中专/技校	83	36.9
本科及以上	103	45.8
婚姻状况（$n = 220$）		
已婚	153	69.5
未婚	55	25.0
离婚/丧偶	12	5.5
是否在业（$n = 222$）		
不在业	73	32.9
在业	149	67.1
职业（$n = 220$）		
无业	38	17.3
在校学生	11	5.0
离退休	24	10.9
企事业单位	70	31.8
行政机关	11	5.0
商业服务业	25	11.1
农民	7	3.1
其他	34	15.1
银屑病类型（$n = 223$）		
寻常型	177	79.4
红皮型	24	10.8
脓疱型	6	2.7
关节型	16	7.1
患者自评病情严重程度（$n = 215$）		
很轻	47	21.9
较轻	9	4.2
一般	83	38.6

续表 4 - 3

项目	人数	构成比 /%
较重	60	27.9
很重	16	7.4
有无家族史（*n* = 223）		
无	178	79.8
有	45	20.2
指（趾）甲受累与皮损发生的时间关系（*n* = 214）		
同时发生	37	17.3
发生在皮损之前	9	4.2
发生在皮损之后	168	78.5
有无合并疾病（*n* = 208）		
无	181	87.0
有	27	13.0
有无诱发或加重病情的因素（*n* = 228）		
无	24	10.5
有	204	89.5

表 4 - 4　甲银屑病患者的受损部位及诱发因素（多选题）

项目	应答人数	应答次数占比 /%	应答人数占比 /%
受累部位（*n* = 239）			
手指甲	216	17.9	94.7
脚指甲	151	12.5	66.2
头皮	201	16.6	88.2
面部	104	8.6	45.6
上肢	168	13.9	73.7
躯干	176	14.6	77.2
下肢	183	15.1	80.3
其他	10	0.8	4.4
诱发或加重病情的因素（*n* = 213）			
季节	164	24.8	80.4
过度疲劳	96	14.5	47.1

续表4-4

项目	应答人数	应答次数占比/%	应答人数占比/%
体重	28	4.2	13.7
饮食	112	17.0	54.9
精神因素	132	20.0	64.7
感染	75	11.4	36.8
接触史	10	1.5	4.9
妇科因素	23	3.5	11.3
药物	17	2.6	8.3
其他	3	0.5	1.5
季节诱发的具体因素（$n=171$）			
夏到秋	27	12.2	16.5
秋到冬	104	47.1	63.4
冬到春	70	31.7	42.7
春到夏	20	9.0	12.2
体重诱发的具体因素（$n=31$）			
体重增加	13	46.4	46.4
体重减轻	15	53.6	53.6
饮食诱发的具体因素（$n=112$）			
海鲜	78	42.2	71.6
饮酒	72	38.9	66.1
吸烟	35	18.9	32.1
精神诱发的具体因素（$n=139$）			
紧张	61	20.3	46.2
压力	98	32.6	74.2
焦虑	36	12.0	27.3
生气	48	15.9	36.4
悲伤	58	19.3	43.9
感染诱发的具体因素			
上呼吸道感染	68	79.1	90.7
外伤/手术	18	20.9	24.0
妇科诱发的具体因素（$n=19$）			
月经	20	76.9	87.0
妇科疾病	0	0	0

续表 4-4

项目	应答人数	应答次数占比/%	应答人数占比/%
妊娠	5	19.2	21.7
哺乳	1	3.8	4.3
绝经	0	0	0

第二节　量表可行性分析

一、Scalpdex 中文版可行性分析

由表 4-5 可知，在 Scalpdex 中文版的 23 个条目中，有 4 个条目有数据缺失，分别是条目 1 "我头皮痛"、条目 2 "我头皮的状况令我感到郁闷"、条目 8 "我头皮出血"、条目 12 "我因头皮不能治愈感到困扰"，缺失率依次为 1.1%，0.4%，0.7%，0.4%。Scalpdex 中文版的 3 个维度均没有明显的地板和天花板效应（表 4-6）。

表 4-5　Scalpdex 中文版的条目得分和缺失情况

项目	有效样本数	缺失值	占比/%	从不	很少	有时	经常	总是
1. 我头皮痛	266	3	1.1	26.3	39.1	31.6	3.0	0
2. 我头皮的状况令我感到郁闷	268	1	0.4	7.1	11.6	38.8	28.7	13.8
3. 我头皮痒	269	0	0	3.7	13.8	41.6	32.7	8.2
4. 我因头皮的状况感到羞愧	269	0	0	11.2	19.7	39.4	18.6	11.2
5. 我因头皮的状况感到尴尬	269	0	0	8.9	17.5	35.7	27.1	10.8
6. 我因头皮的状况感到受挫	269	0	0	17.1	20.1	36.4	17.5	8.9
7. 我因头皮的状况感到低人一等	269	0	0	26.8	27.9	28.6	10.4	6.3
8. 我头皮出血	267	2	0.7	21.7	33.3	37.5	6.0	1.5
9. 我因头皮的状况感到懊恼	269	0	0	11.2	20.1	34.9	23.4	10.4
10. 我因头皮的外观感到困扰	269	0	0	8.2	17.5	37.2	20.8	16.4
11. 我因头皮的状况感到不自在	269	0	0	7.4	17.5	35.3	29.4	10.4
12. 我因头皮不能治愈感到困扰	268	1	0.4	5.6	19.8	32.8	25.4	16.4

续表4-5

项目	有效样本数	缺失		条目应答分布/%				
		缺失值	占比/%	从不	很少	有时	经常	总是
13. 头皮的状况影响我打理头发（发型、帽子）	269	0	0	12.6	21.2	29.0	22.3	14.9
14. 我因人们问我关于头皮的状况感到困扰	269	0	0	13.0	21.6	33.5	20.1	11.9
15. 头皮的状况影响我穿衣的颜色	269	0	0	31.2	25.3	25.3	13.8	4.5
16. 我因头皮状况一直不好或反复发作感到困扰	269	0	0	9.7	17.1	34.2	24.5	14.5
17. 我因头皮的状况感到有压力	269	0	0	14.9	18.6	28.6	23.4	14.5
18. 护理头皮令我感到不便	269	0	0	11.2	27.5	25.7	23.4	12.3
19. 我感觉我护理头皮的知识是足够的	269	0	0	8.2	23.0	26.0	29.7	13.0
20. 护理头皮的费用让我困扰	269	0	0	29.0	30.1	23.8	12.3	4.8
21. 头皮的状况给我的日常生活带来不便	269	0	0	14.1	16.4	36.1	23.4	10.0
22. 头皮的状况令我觉得与别人不一样	269	0	0	14.5	22.3	34.2	18.6	10.4
23. 头皮的状况令我不愿意去理发	269	0	0	15.6	16.7	30.1	24.9	12.6

表4-6 Scalpdex中文版的维度得分

维度/得分	均数 ± 标准差	地板效应/%	天花板效应/%
症状维度	1.34 ± 0.86	3.3	0.7
情感维度	0.93 ± 0.88	0.4	0.4
功能维度	0.72 ± 0.83	2.2	2.2

二、NAPPA中文版可行性分析

（一）NAPPA-QOL

NAPPA-QOL中文版的20个条目中，有11个条目有数据缺失，缺失率范围在0.4%～14.5%（表4-7）。缺失率最高的是条目13"指（趾）甲银屑病对您的恋爱关系或夫妻关系是一种负担"，缺失率为14.5%，其次是条目4，其缺失率为2.2%。

NAPPA-QOL 中文版的日常生活维度有明显的地板效应，地板效应比例为 25.4%（表 4 - 8）。

表 4 - 7　NAPPA-QOL 中文版的条目得分和缺失情况

项目	有效样本数	缺失值	占比/%	从不	很少	有时	经常	总是
1. 手指/脚趾痒	225	3	1.3	63.6	23.6	9.8	3.1	0
2. 手指/脚趾疼痛或其他异常感觉	224	4	1.8	55.8	33.0	6.7	3.6	0.9
3. 指（趾）甲硬度下降（如脆、薄、萎缩或脱落）	225	3	1.3	35.1	28.0	20.0	9.3	7.6
4. 症状，如变硬、变厚或指（趾）甲凸起	223	5	2.2	17.5	31.4	21.1	15.2	14.8
5. 指（趾）甲外观改变	225	3	1.3	12.0	30.7	23.1	19.1	15.1
6. 抓东西困难	225	3	1.3	67.1	18.2	6.7	6.7	1.3
7. 现在您的指（趾）甲看起来有什么不同	224	4	1.8	9.8	35.3	24.1	16.5	14.3
8. 指（趾）甲银屑病让您感到护理指（趾）甲困难	228	0	0	38.6	32.9	11.0	10.5	7.0
9. 您的指（趾）甲经常刮到东西	228	0	0	46.9	34.6	7.9	7.5	3.1
10. 指（趾）甲银屑病使我觉得用手干活困难	226	2	0.9	67.3	18.6	8.8	4.0	1.3
11. 因为指（趾）甲银屑病，您无法进行正常的工作	227	1	0.4	69.2	15.4	5.7	6.2	3.5
12. 指（趾）甲银屑病限制了您的休闲和体育活动	227	1	0.4	69.2	16.3	5.7	4.8	4.0
13. 指（趾）甲银屑病对您的恋爱关系（或夫妻关系）是一种负担	195	33	14.5	63.6	22.1	6.2	4.1	4.1
14. 因为指（趾）甲银屑病，您避免触碰他人	228	0	0	52.6	30.3	6.6	5.7	4.8
15. 您试图藏起您的指（趾）甲	228	0	0	43.4	33.3	11.4	7.5	4.4
16. 您指（趾）甲的样子令您尴尬	228	0	0	31.6	41.2	11.4	8.3	7.5
17. 您的指（趾）甲不好看	228	0	0	22.4	37.7	14.0	12.7	13.2

续表4-7

项目	有效样本数	缺失		条目应答分布/%				
		缺失值	占比/%	从不	很少	有时	经常	总是
18. 因为指（趾）甲银屑病，您觉得其他人对您不友好	228	0	0	69.7	21.5	3.9	2.6	2.2
19. 您觉得其他人盯着您的指（趾）甲看	228	0	0	51.3	32.9	10.5	2.6	2.6
20. 因为甲银屑病，您感到郁闷或缺乏自信	228	0	0	40.8	36.8	8.3	7.0	7.0

表4-8 NAPPA中文版的维度得分

维度/得分	均数±标准差	地板效应/%	天花板效应/%
NAPPA-QOL			
症状维度	1.34±0.86	5.3	0.4
耻辱维度	0.93±0.88	14.5	0.4
日常生活维度	0.72±0.83	25.4	1.3
NAPPA-PBI（part 1）			
症状维度	3.11±1.28	3.1	4.4
耻辱维度	3.27±1.43	4.4	8.8
日常生活维度	3.47±1.52	4.4	20.2
治疗目标	3.18±1.32	4.8	5.3
NAPPA-PBI（part 2）			
症状维度	2.20±1.42	5.1	8.3
耻辱维度	2.56±1.67	7.8	14.4
日常生活维度	3.01±1.73	7.8	23.4
治疗效果	1.83±1.65	18.8	13.0

（二）NAPPA-PBI

1. NAPPA-PBI（part 1）

NAPPA-PBI（part 1）中文版的24个条目，有4个条目有数据缺失（表4-9），缺失率范围在0.4%～1.3%。缺失率从高到低依次是条目13、条目7、条目8、条目22。NAPPA-PBI（part 1）中文版的日常生活维度有明显的天花板效应，天花板比例为20.2%（表4-8）。

表 4-9　NAPPA-PBI（part 1）中文版的条目得分和缺失情况

项目	有效样本数	缺失		条目应答分布				
		缺失值	占比/%	从不	很少	有时	经常	总是
1. 手指/脚趾不再痒	228	0	0	12.3	14.9	4.8	9.2	13.2
2. 手指/脚趾不再有任何疼痛或其他不适	228	0	0	10.1	13.2	7.0	11.4	18.9
3. 指（趾）甲坚固（如不脆、不薄、不萎缩或不脱落）	228	0	0	8.3	17.5	12.3	17.1	20.2
4. 指（趾）甲不再变硬、变厚或凸起	228	0	0	5.3	19.3	11.8	18.9	30.3
5. 指（趾）甲外观正常	228	0	0	5.7	18.0	10.5	17.1	38.6
6. 可以正常地抓取东西	228	0	0	9.2	11.8	3.5	12.3	19.3
7. 所有指（趾）甲的病变都治愈了	226	2	0.9	5.8	15.5	6.2	18.6	42.9
8. 护理指（趾）甲没那么麻烦	226	2	0.9	8.8	14.6	13.3	11.1	23.0
9. 指（趾）甲不再刮到东西	228	0	0	9.6	14.5	9.6	12.3	19.3
10. 用手干活不再受限	228	0	0	11	9.6	3.9	8.3	21.9
11. 可以正常地工作	228	0	0	9.6	7.5	3.9	7.5	24.6
12. 可以从事正常的休闲和体育活动	228	0	0	9.2	7	5.3	9.6	20.2
13. 指（趾）甲银屑病对您恋爱关系（或夫妻关系）的压力减小	225	3	1.3	10.2	10.7	4	7.6	20.9
14. 触碰他人感觉自在	228	0	0	10.1	11.4	7.9	15.8	22.4
15. 不再藏起您的指（趾）甲	228	0	0	8.8	14	11.8	11.4	25
16. 不再为您的指（趾）甲感到羞愧	228	0	0	9.6	14.9	11	11	28.9
17. 指（趾）甲不再难看	228	0	0	8.3	15.8	10.1	11.8	37.7
18. 不再觉得其他人对您不友好	228	0	0	10.5	9.2	7	11	17.1
19. 觉得盯着您的指（趾）甲看的人少了	228	0	0	11.8	11.8	11.4	10.5	18.9
20. 心情更好了	228	0	0	6.1	10.1	10.1	13.6	36.4
21. 找到明确的诊断和治疗方法	228	0	0	7	11	4.4	11.8	58.8
22. 感受到指（趾）甲的迅速恢复	227	1	0.4	7.5	14.1	7.9	12.8	50.2
23. 您的病情得到控制	228	0	0	5.3	13.6	5.7	10.5	57.5
24. 对治疗有信心	228	0	0	6.6	12.7	9.2	9.2	55.7

2. NAPPA-PBI（part 2）

按照 NAPPA-PBI（part 2）的填写要求，在过去的 12 个月里，没有治疗过指（趾）甲银屑病的患者不需要填写此部分。在 228 个被调查的指（趾）甲银屑病患者中，有 72 个患者在过去的 12 个月里没有治疗过甲银屑病，故不需要填写此部分。NAPPA-PBI（part 2）中文版的 24 个条目中，有 23 个条目有数据缺失，缺失率范围在 0.6% ～ 4.0%（表 4 – 10）。缺失率最高的是条目 13 "指（趾）甲银屑病对您恋爱关系（或夫妻关系）的压力减小"。NAPPA-PBI（part 2）中文版的日常生活维度有明显的天花板效应，天花板比例为 23.4%（表 4 – 8）。

表 4 – 10　NAPPA-PBI（part 2）中文版的条目得分和缺失情况

项目	有效样本数	缺失率		条目应答分布				
		缺失值	占比/%	根本没有效果	有点效果	中等效果	相当有效果	非常有效果
1. 手指/脚趾不再痒	156	0	0.0	16.2	20.1	7.8	2.6	3.9
2. 手指/脚趾不再有任何疼痛或其他不适	154	2	1.3	18.2	22.7	8.4	2.6	4.5
3. 指（趾）甲坚固（如不脆、不薄、不萎缩或不脱落）	155	1	0.6	22.7	27.3	9.7	3.9	3.2
4. 指（趾）甲不再变硬、变厚或凸起	154	2	1.3	31.2	31.8	10.4	3.2	4.5
5. 指（趾）甲外观正常	154	2	1.3	33.1	33.1	8.4	5.2	3.2
6. 可以正常地抓取东西	153	3	2.0	16.3	21.6	6.5	4.6	2.6
7. 所有指（趾）甲的病变都治愈了	154	2	1.3	35.1	31.2	7.1	6.5	3.2
8. 护理指（趾）甲没那么麻烦	154	2	1.3	22.7	26	6.5	7.8	1.9
9. 指（趾）甲不再刮到东西	153	3	2.0	19	24.2	5.9	5.2	2.6
10. 用手干活不再受限	154	2	1.3	13	20.8	3.9	5.2	2.6
11. 可以正常地工作	154	2	1.3	12.3	19.5	7.8	3.2	4.5
12. 可以从事正常的休闲和体育活动	153	3	2.0	13.7	19	4.6	5.2	2.6
13. 指（趾）甲银屑病对您恋爱关系（或夫妻关系）的压力减小	150	6	4.0	16.7	18	4.7	4.7	3.3
14. 触碰他人感觉自在	153	3	2.0	19.6	27.5	5.9	4.6	2
15. 不再藏起您的指（趾）甲	153	3	2.0	22.9	26.8	7.2	3.9	3.3
16. 不再为您的指（趾）甲感到羞愧	153	3	2.0	24.2	30.7	4.6	4.6	2.6
17. 指（趾）甲不再难看	153	3	2.0	28.1	33.3	6.5	5.9	3.3
18. 不再觉得其他人对您不友好	153	3	2.0	17	22.2	4.6	3.9	2
19. 觉得盯着您的指（趾）甲看的人少了	153	3	2.0	20.9	26.1	6.5	5.2	3.9

续表 4 - 10

项目	有效样本数	缺失率		条目应答分布				
		缺失值	占比/%	根本没有效果	有点效果	中等效果	相当有效果	非常有效果
20. 心情更好了	153	3	2.0	18.3	26.8	11.1	5.2	8.5
21. 找到明确的诊断和治疗方法	154	2	1.3	30.1	28.8	9.8	9.8	7.8
22. 感受到指（趾）甲的迅速恢复	152	4	2.6	33.6	28.9	11.8	6.6	4.6
23. 您的病情得到控制	153	3	2.0	26.8	31.4	14.4	9.8	5.2
24. 对治疗有信心	153	3	2.0	20.3	28.8	14.4	9.2	14.4

注：有 72 个患者在过去的 12 个月里，没有治疗过甲银屑病，未填写该表。

第三节　量表信度分析

一、Scalpdex 中文版信度分析

从表 4 - 11 中可看出，Scalpdex 中文版总量表和 3 个维度的克龙巴赫 α 系数、分半信度和重测信度均大于 0.7。

表 4 - 11　Scalpdex 总体和维度的信度

项目	条目数（分值）	克龙巴赫 α 系数（$n = 269$）	分半信度（$n = 269$）	重测信度（$n = 26$）
Scalpdex 总量表	23（0～100）	0.95	0.88	0.87**
症状维度	3（0～100）	0.82	0.82	0.76**
情感维度	15（0～100）	0.93	0.88	0.90**
功能维度	5（0～100）	0.82	0.81	0.80**

** $p < 0.01$。

二、NAPPA 中文版信度分析

（一）NAPPA-QOL

从表 4 - 12 中可看出，NAPPA-QOL 中文版总量表和 3 个维度的克龙巴赫 α 系数、分半信度和重测信度较高，均大于 0.7。

表4-12　NAPPA-QOL总体和维度的信度

项目	条目数（分值）	克龙巴赫 α 系数 （n = 228）	分半信度 （n = 228）	重测信度 （n = 55）
QOL 总量表	20（0～4）	0.94	0.85	0.91**
症状维度	6（0～4）	0.85	0.75	0.85**
耻辱维度	8（0～4）	0.91	0.92	0.85**
日常生活维度	6（0～4）	0.88	0.80	0.92**

　　**$p < 0.01$。

（二）NAPPA-PBI

　　NAPPA-PBI（part 1）中文版的总量表和4个维度的克龙巴赫 α 系数与分半信度均大于0.8。除了日常生活维度外，NAPPA-PBI（part 1）中文版总量表和其余3个维度的重测信度均大于0.7。

　　NAPPA-PBI（part 2）中文版的总量表和4个维度的克龙巴赫 α 系数均大于0.7。除了症状维度外，NAPPA-PBI（part 2）中文版总量表和其余3个维度的分半信度均大于0.7。除了治疗效果维度外，NAPPA-PBI（part 2）中文版总量表和其余3个维度的重测信度均大于0.7（表4-13）。

表4-13　NAPPA-PBI总体和维度的信度

项目	条目数（分值）	克龙巴赫 α 系数 （n = 228）	分半信度 （n = 228）	重测信度 （n = 55）
PBI（part 1）总量表	24（0～4）	0.97	0.93	0.74**
症状维度	6（0～4）	0.87	0.75	0.77**
耻辱维度	8（0～4）	0.94	0.94	0.78**
日常生活维度	6（0～4）	0.94	0.91	0.69**
治疗目标	4（0～4）	0.95	0.93	0.84**
PBI（part 2）总量表	24（0～4）	0.95	0.85	0.89**
症状维度	6（0～4）	0.81	0.67	0.80**
耻辱维度	8（0～4）	0.93	0.93	0.83**
日常生活维度	6（0～4）	0.92	0.87	0.94**
治疗效果	4（0～4）	0.96	0.96	0.63**

　　**$p < 0.01$。

第四节　量表效度分析

一、Scalpdex 中文版效度分析

（一）会聚效度

Scaldex 中文版的 23 个条目中，有 18 条目的得分与所属维度得分的相关系数小于0.4，其中条目 19 与情感维度得分的相关系数最低（表 4 - 14）。其余各条目得分与所属维度得分的相关系数均大于 0.4 且均有统计学意义。另外，各条目与其所属维度的相关系数均大于与其他维度的相关系数。

表 4 - 14　Scalpdex 条目与维度的斯皮尔曼相关系数

项目	症状维度	情感维度	功能维度
症状维度			
1. 我头皮痛	0.848**	0.325**	0.249**
3. 我头皮痒	0.868**	0.494**	0.370**
8. 我头皮出血	0.869**	0.345**	0.316**
情感维度			
2. 我头皮的状况令我感到郁闷	0.440**	0.644**	0.486**
4 我因头皮的状况感到羞愧	0.391**	0.754**	0.616**
5. 我因头皮的状况感到尴尬	0.426**	0.842**	0.673**
6. 我因头皮的状况感到受挫	0.436**	0.830**	0.630**
7. 我因头皮的状况感到低人一等	0.382**	0.662**	0.499**
9. 我因头皮的状况感到懊恼	0.385**	0.799**	0.596**
10. 我因头皮的外观感到困扰	0.423**	0.856**	0.647**
11. 我因头皮的状况感到不自在	0.353**	0.816**	0.686**
12. 我因头皮不能治愈感到困扰	0.350**	0.816**	0.634**
14. 我因人们问我关于头皮的状况感到困扰	0.340**	0.716**	0.662**
16. 我因头皮状况一直不好或反复发作感到困扰	0.291**	0.793**	0.704**
17. 我因头皮的状况感到有压力	0.405**	0.837**	0.720**
19. 我感觉我护理头皮的知识是足够的	0.088	0.146*	0.000

续表 4 – 14

项目	症状维度	情感维度	功能维度
20. 护理头皮的费用让我困扰	0.219 **	0.369 **	0.459 **
22. 头皮的状况令我觉得与别人不一样	0.270 **	0.738 **	0.702 **
功能维度			
13. 头皮的状况影响我打理头发（发型、帽子）	0.230 **	0.592 **	0.774 **
15. 头皮的状况影响我穿衣的颜色	0.256 **	0.509 **	0.591 **
18. 护理头皮令我感到不便	0.356 **	0.646 **	0.806 **
21. 头皮的状况给我的日常生活带来不便	0.349 **	0.711 **	0.800 **
23. 头皮的状况令我不愿意去理发	0.300 **	0.646 **	0.783 **
症状维度	1.000	0.468 **	0.383 **
情感维度	0.468 **	1.000	0.814 **
功能维度	0.383 **	0.814 **	1.000

** $p < 0.01$，* $p < 0.05$。

（二）区分效度

病情严重程度采用患者自评的形式，分为轻、中、重三个层次。从表 4 – 15 可见，不同病情程度的 Scalpdex 中文版总分和各维度得分的差异有统计学意义（$p < 0.05$）。头皮银屑病患者的病程分为"2 年以下"和"2 年及以上"两个时段。从表 4 – 16 可见，不同病程的 Scalpdex 中文版总分和各维度得分的差异有统计学意义（$p < 0.05$）。

表 4 – 15　不同病情严重程度的 Scalpdex 中文版维度得分比较

项目	轻		中		重		F	p
	均数	标准差	均数	标准差	均数	标准差		
症状维度	33.42	18.40	41.81	18.19	42.62	21.63	6.226	0.002
情感维度	45.09	18.27	50.11	20.40	56.67	22.31	6.030	0.003
功能维度	40.44	20.77	47.37	22.05	56.39	25.23	9.281	0.000
总分	42.58	17.01	48.43	18.53	54.81	21.04	7.943	0.000

表 4 – 16　不同头皮银屑病病程的 Scalpdex 中文版维度得分比较

项目	2 年以下		2 年及以上		t	p
	均数	标准差	均数	标准差		
症状维度	31.94	19.34	40.81	18.74	– 3.383	0.001

续表 4 - 16

项目	2 年以下		2 年及以上		t	p
	均数	标准差	均数	标准差		
耻辱维度	44.04	19.12	51.04	20.57	-3.060	0.002
日常生活维度	41.39	20.43	48.15	23.38	-2.834	0.005
总分	41.91	18.09	49.08	18.96	-3.344	0.001

（三）结构效度

我们采用主成分法进行探索性因子分析。分析结果显示，KMO 值为 0.925，Bartlett 值为 4 425.36，$p < 0.000$，说明本次调查的数据适合做因子分析。我们采用 Varimax 旋转法（方差最大化正交旋转）进行因子分析，第一个主成分的特征值为 11.05，第二个主成分的特征值为 1.77，第三个主成分的特征值为 1.34，第四个主成分的特征值为 1.18，第五个主成分的特征值为 1.00，其余特征值均小于 1（碎石图，见图 4 - 1），因此提取 5 个公因子，占总方差的 71.04%，因子负荷如表 4 - 17 所示。

因子 1 在条目 2、5、9、10、11、12、16、17、18、21、22、23 这 12 个条目上的载荷是 5 个公因子中最大的，主要反映头皮银屑病患者的情感。因子 2 在条目 4、6、7、15 这 4 个条目上的载荷是 5 个公因子中最大的，主要反映头皮银屑病患者的情感。因子 3 在条目 1、3、8 这 3 个条目上的载荷是 5 个公因子中最大的，主要反映头皮银屑病患者的症状。因子 4 在条目 13、14、20 这 3 个条目上的载荷是 5 个公因子中最大的，主要反映头皮银屑病患者的功能。公因子 5 仅有条目 19 的载荷最大，反映头皮银屑病患者在护理头皮方面的知识。

表 4 -17 Scalpdex 中文版探索性因子分析

项目	因子 1	因子 2	因子 3	因子 4	因子 5	共同度
1. 我头皮痛	0.10	0.11	0.86	0.07	0.08	0.77
2. 我头皮的状况令我感到郁闷	0.49	0.28	0.37	0.04	0.07	0.46
3. 我头皮痒	0.28	0.20	0.78	0.09	0.05	0.73
4. 我因头皮的状况感到羞愧	0.47	0.66	0.21	0.13	-0.14	0.74
5. 我因头皮的状况感到尴尬	0.64	0.58	0.21	0.08	-0.10	0.81
6. 我因头皮的状况感到受挫	0.57	0.64	0.22	0.07	0.02	0.79
7. 我因头皮的状况感到低人一等	0.30	0.72	0.19	0.15	-0.02	0.67
8. 我头皮出血	0.12	0.11	0.82	0.16	-0.01	0.73
9. 我因头皮的状况感到懊恼	0.71	0.40	0.18	0.02	0.04	0.70
10. 我因头皮的外观感到困扰	0.79	0.39	0.19	0.01	0.08	0.82

续表 4-17

项目	因子1	因子2	因子3	因子4	因子5	共同度
11. 我因头皮的状况感到不自在	0.84	0.23	0.14	0.10	0.06	0.80
12. 我因头皮不能治愈感到困扰	0.79	0.24	0.12	0.14	0.16	0.74
13. 头皮的状况影响我打理头发（发型、帽子）	0.44	0.15	0.03	0.60	0.22	0.63
14. 我因人们问我关于头皮的状况感到困扰	0.41	0.41	0.12	0.49	0.28	0.67
15. 头皮的状况影响我穿衣的颜色	0.11	0.63	0.07	0.49	0.10	0.66
16. 我因头皮状况一直不好或反复发作感到困扰。	0.72	0.26	0.04	0.34	0.09	0.72
17. 我因头皮的状况感到有压力	0.66	0.28	0.18	0.40	0.24	0.76
18. 护理头皮令我感到不便	0.58	0.08	0.20	0.54	-0.03	0.68
19. 我感觉我护理头皮的知识是足够的	0.04	-0.02	0.10	-0.04	0.87	0.77
20. 护理头皮的费用让我困扰	0.07	0.12	0.17	0.74	-0.25	0.67
21. 头皮的状况给我的日常生活带来不便	0.70	0.07	0.17	0.45	-0.03	0.73
22. 头皮的状况令我觉得与别人不一样	0.70	0.16	0.11	0.32	-0.12	0.65
23. 头皮的状况令我不愿意去理发	0.66	0.13	0.15	0.32	-0.31	0.67
特征根	11.05	1.77	1.34	1.18	1.00	—
解释变异/%	48.03	7.68	5.83	5.12	4.37	—
累计解释变异/%	49.03	55.72	61.55	66.67	71.04	—

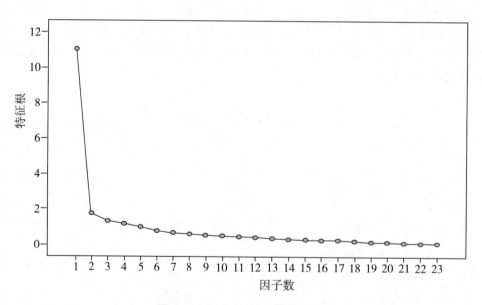

图 4-1　Scalpdex 中文版碎石图

我们采用结构方程模型进行验证性因子分析。本研究用于评鉴模型整体拟合度的指数包括：卡方（χ^2）、自由度（DF）、比较拟合度指数（CFI）、赤池信息准则

（AIC）、近似误差均方根（root mean square error of approximation，RMSEA）。

图 4 - 2 为用 CFA 验证的 Scalpdex 一阶因子结构模型（初始模型），初始模型拟合得不是非常理想：χ^2 (227) = 1 031.052，RMSEA = 0.116，AIC = 1 129.052，CFI = 0.814。初始模型图中的各参数估计值除 "E19 护理头皮知识" 的因子负荷没有统计学意义外（$p > 0.05$），其余均有统计学意义。另外，"E19 护理头皮知识" 的因子负荷偏小，为 0.08。一般标准化因子负荷小于 0.3，认为模型需要改进，因为此时对应的指标解释量较低[1]。

根据初始模型的修正指数（modification index）结果（表 4 - 18），f10 与 f11、f7 与 f23、f13 与 f12 这三对残差变量间的协方差修正指数最高。同时从实际考虑，这 3 对条目的确相关，分别是：条目 E4 "感到羞愧" 和条目 E5 "感到尴尬"；条目 E6 "感到受挫" 和条目 E7 "感到低人一等"；条目 E21 "头皮的状况带来不便" 和条目 E22 "我觉得与别人不一样"。因此，考虑增加这 3 对残差变量间的相关路径。每次进行模型修正时，只释放一对变量，修正前后模型的拟合指数结果见表 4 - 19。

表 4 - 18　Scalpdex 一阶初始模型的协方差修正指数结果

变量 1	符号	变量 2	卡方值变化（M. I.）	参数变化（par change）
f10	< - - >	f11	94.216	176.245
f7	< - - >	f23	51.251	175.232
f13	< - - >	f12	37.864	154.886

注：（1）按修正指数大小排列，只列出最高的前三个协方差修正指数。
（2）M. I. 指卡方值的变化，即增加路径后，模型的卡方值减少的值。
（3）par change 指参数变化，它提供系数会改变多少的实际估计。

表 4 - 19　一阶模型修正前后模型的拟合指数比较

模型	χ^2（DF）	RMSEA	AIC	CFI	模型修正
模型 1	1 031.052（227）	0.116	1 129.052	0.814	初始模型（一阶模型）
模型 2	921.659（226）	0.108	1 021.653	0.839	修正模型（f10 与 f11 相关）
模型 3	865.862（225）	0.104	967.862	0.852	修正模型（误差相关：f10 与 f11，f23 与 f7）
模型 4	821.598（224）	0.101	925.598	0.862	修正模型（误差相关：f10 与 f11，f23 与 f7，f12 与 f13）

一般来说，修正前后的两个模型（图 4 - 2、图 4 - 3）都是实际在理论上有意义的模型，增加自由参数（模型变复杂），模型的 χ^2 会减少；减少自由参数（模型变简单），模型的 χ^2 会增加。如果增加自由参数后，χ^2 非常显著地减少，说明增加自由参数是值得的。如果减少自由参数后，χ^2 没有显著地增加，说明减少自由参数是可取

的[2-3]。因此，当 Scalpdex 量表的一阶初始模型修改为模型 4（图 4 - 3）后，尽管"E19 护理头皮知识"的因子负荷仍偏小，为 0.08，但修正后，模型减少的卡方是 209.454，大于 11.34（自由度为 3，克龙巴赫 α 系数为 0.01 时的卡方临界值），拟合优度改善显著，各拟合指数的改善也较大，ΔRMSEA = 0.015，ΔAIC = 203.454，ΔCFI = 0.048，支持这一修改。

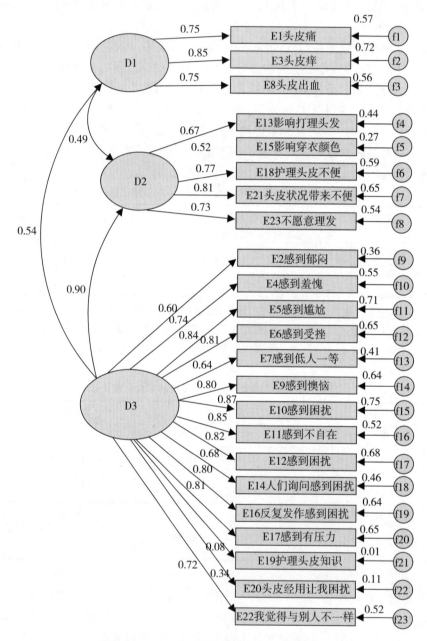

图 4 - 2　Scalpdex 的一阶模型（初始模型）

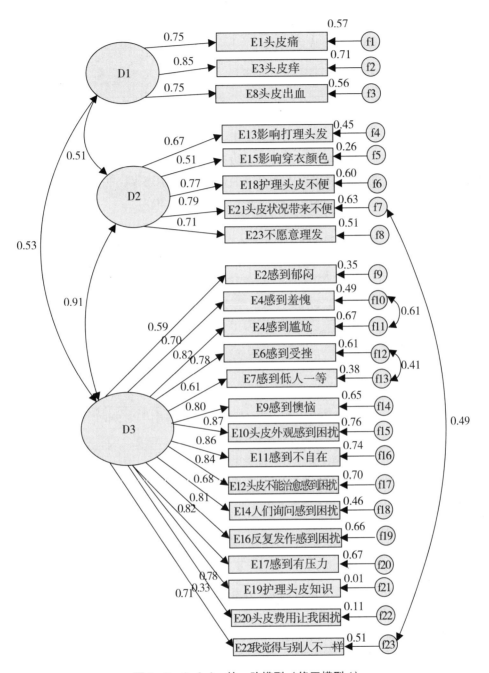

图 4 - 3 Scalpdex 的一阶模型（修正模型 4）

二、NAPPA 中文版效度分析

（一）NAPPA-QOL

1. 会聚效度

在 NAPPA-QOL 中文版的 20 个条目中，除条目 1 与条目 18 外，其余条目得分与所属维度得分的斯皮尔曼相关系数均大于 0.4 且均有统计学意义。另外，各条目与其所属维度的相关系数均大于与其他维度的相关系数（表 4 - 20）。

表 4 - 20　NAPPA-QOL 中文版条目与维度的斯皮尔曼相关系数

项目	症状维度	耻辱维度	日常生活维度
症状维度			
1. 手指/脚趾痒	0. 421＊＊	0. 330＊＊	0. 393＊＊
2. 手指/脚趾疼痛或其他异常感觉	0. 527＊＊	0. 397＊＊	0. 503＊＊
3. 指（趾）甲硬度下降（如脆、薄、萎缩或脱落）	0. 786＊＊	0. 444＊＊	0. 543＊＊
4. 症状，如变硬、变厚或指（趾）甲凸起	0. 898＊＊	0. 569＊＊	0. 590＊＊
5. 指（趾）甲外观改变	0. 886＊＊	0. 553＊＊	0. 573＊＊
7. 现在您的指（趾）甲看起来有什么不同	0. 827＊＊	0. 536＊＊	0. 549＊＊
耻辱维度			
13. 指（趾）甲银屑病对您的恋爱关系（或夫妻关系）是一种负担	0. 387＊＊	0. 540＊＊	0. 504＊＊
14. 因为指（趾）甲银屑病，您避免触碰他人	0. 463＊＊	0. 733＊＊	0. 572＊＊
15. 您试图藏起您的指（趾）甲	0. 465＊＊	0. 813＊＊	0. 581＊＊
16. 您指（趾）甲的样子令我尴尬	0. 587＊＊	0. 907＊＊	0. 619＊＊
17. 您的指（趾）甲不好看	0. 635＊＊	0. 847＊＊	0. 609＊＊
18. 因为指（趾）甲银屑病，您觉得其他人对我不友好	0. 393＊＊	0. 677＊＊	0. 476＊＊
19. 您觉得其他人盯着我的指（趾）甲看	0. 457＊＊	0. 745＊＊	0. 548＊＊
20. 因为指（趾）甲银屑病，您感到郁闷或缺乏自信	0. 464＊＊	0. 790＊＊	0. 525＊＊
日常生活维度			
6. 抓东西困难	0. 424＊＊	0. 415＊＊	0. 658＊＊
8. 指（趾）甲银屑病让您感到护理指（趾）甲困难	0. 620＊＊	0. 589＊＊	0. 809＊＊
9. 您指（趾）甲经常刮到东西	0. 635＊＊	0. 611＊＊	0. 820＊＊
10. 指（趾）甲银屑病使您觉得用手干活困难	0. 502＊＊	0. 516＊＊	0. 760＊＊

续上表

项目	症状维度	耻辱维度	日常生活维度
11. 因为指（趾）甲银屑病，您无法进行正常的工作	0.417**	0.508**	0.739**
12. 指（趾）甲银屑病限制了我的休闲和体育活动	0.473**	0.570**	0.723**
NAPPA-QOL 症状维度得分	1.000	0.634**	0.696**
NAPPA-QOL 耻辱维度得分	0.634**	1.000	0.707**
NAPPA-QOL 日常生活维度得分	0.696**	0.707**	1.000

$**p < 0.01$，$*p < 0.05$。

2. 区分效度

指（趾）甲银屑病患者的病情严重程度采用的是患者自评的形式，病情分为轻、中、重三个层次。从表 4-21 可见，不同病情程度的 NAPPA-QOL 中文版总分和各维度得分的差异均有统计学意义（$p < 0.05$）。指（趾）甲银屑病患者的病程分为"2 年以下"和"2 年及以上"两个时段。从表 4-22 可见，不同病程的 NAPPA-QOL 中文版总分、症状维度和耻辱维度得分的差异有统计学意义（$p < 0.05$）。

表 4-21　不同病情严重程度的 NAPPA-QOL 中文版维度得分比较

项目	轻		中		重		F	p
	均数	标准差	均数	标准差	均数	标准差		
症状维度	1.18	0.78	1.20	0.84	1.61	0.90	4.456	0.005
耻辱维度	0.78	0.75	0.78	0.82	1.18	1.00	4.289	0.006
日常生活维度	0.52	0.64	0.65	0.77	0.93	0.97	2.969	0.033
总分	0.82	0.66	0.86	0.71	1.23	0.86	4.636	0.004

表 4-22　不同甲银屑病病程的 NAPPA-QOL 中文版维度得分比较

项目	2 年以下		2 年及以上		t	p
	均数	标准差	均数	标准差		
症状维度	1.06	0.89	1.44	0.84	-2.747	0.007
耻辱维度	0.68	0.79	1.02	0.90	-2.415	0.017
日常生活维度	0.59	0.87	0.76	0.83	-1.239	0.217
总分	0.77	0.78	1.06	0.76	-2.396	0.017

3. 结构效度

我们采用主成分法进行探索性因子分析。分析结果显示，KMO 值为 0.908，

Bartlett 值为 2 758.141，$p < 0.001$，说明本次调查的数据适合做因子分析。我们采用 Varimax 旋转法进行因子分析，第一个主成分的特征值为9.68，第二个主成分的特征值为1.83，第三个主成分的特征值为1.60，第四个主成分的特征值为1.11，其余特征值均小于1（见图4-4），因此提取4个公因子，占总方差的71.15%，因子负荷如表4-23所示。

因子1在条目14~20这7个条目上的因子载荷是所有公因子中最大的，主要反映指（趾）甲银屑病患者的情感。因子2在条目3~5、7~9这6个条目上的载荷是所有公因子中最大的，主要反映病甲的外观症状和相应的日常生活功能。因子3在条目6、10~12这4个条目上的载荷是所有公因子中最大的，主要反映指（趾）甲银屑病患者的日常生活。因子4在条目1、2、13这3个条目上的载荷是所有公因子中最大的，主要反映病指（趾）甲的痒和痛的症状。

表4-23　NAPPA-QOL中文版探索性因子分析

项目	因子1	因子2	因子3	因子4	共同度
1. 手指/脚趾痒	0.12	0.16	0.07	0.80	0.68
2. 手指/脚趾疼痛或其他异常感觉	0.12	0.19	0.39	0.63	0.60
3. 指（趾）甲硬度下降（如脆、薄、萎缩或脱落）	0.01	0.74	0.22	0.30	0.69
4. 症状，如变硬、变厚或指（趾）甲凸起	0.29	0.84	0.15	0.12	0.82
5. 指（趾）甲外观改变	0.29	0.85	0.14	0.09	0.83
6. 抓东西困难	0.09	0.37	0.74	-0.05	0.69
7. 现在您的指（趾）甲看起来有什么不同	0.30	0.78	0.18	0.02	0.73
8. 指（趾）甲银屑病让您感到护理指（趾）甲困难	0.34	0.63	0.25	0.15	0.59
9. 您指（趾）甲经常刮到东西	0.23	0.55	0.39	0.23	0.56
10. 指（趾）甲银屑病使您觉得用手干活困难	0.20	0.29	0.81	0.25	0.84
11. 因为指（趾）甲银屑病，您无法进行正常的工作	0.29	0.15	0.81	0.20	0.80
12. 指（趾）甲银屑病限制了您的休闲和体育活动	0.41	0.13	0.72	0.32	0.80
13. 指（趾）甲银屑病对您的恋爱关系（或夫妻关系）是一种负担	0.43	0.09	0.31	0.49	0.53
14. 因为指（趾）甲银屑病，您避免触碰他人	0.64	0.23	0.34	0.33	0.69
15. 您试图藏起您的指（趾）甲	0.80	0.20	0.27	-0.01	0.75
16. 您指（趾）甲的样子令您尴尬	0.80	0.40	0.24	0.03	0.85
17. 您的指（趾）甲不好看	0.70	0.52	0.14	-0.01	0.78
18. 因为指（趾）甲银屑病，您觉得其他人对您不友好	0.66	0.07	0.08	0.51	0.71
19. 您觉得其他人盯着您的指（趾）甲看	0.66	0.29	0.07	0.36	0.66

续表 4 – 23

项目	因子 1	因子 2	因子 3	因子 4	共同度
20. 因为指（趾）甲银屑病，您感到郁闷或缺乏自信	0.71	0.20	0.21	0.20	0.63
特征根	9.68	1.83	1.60	1.11	—
解释变异/%	48.42	9.17	7.98	5.58	—
累计解释变异/%	48.42	57.59	65.57	71.15	—

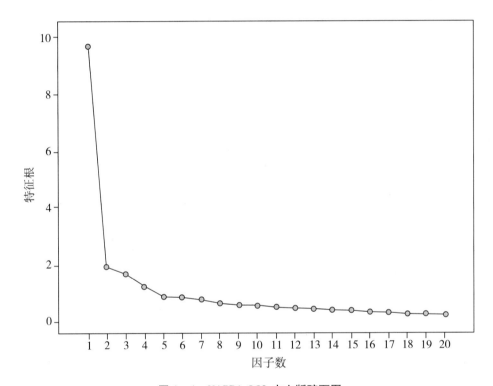

图 4 – 4　NAPPA-QOL 中文版碎石图

　　我们采用结构方程模型对 NAPPA-QOL 中文版进行验证性因子分析。图 4 – 5 为用 CFA 验证的 NAPPA-QOL 一阶因子结构模型（初始模型），初始模型拟合的不是非常理想：$\chi^2 (167) = 700.546$，RMSEA = 0.133，AIC = 786.546，CFI = 0.802（表 4 – 25）。但初始模型图中的各参数估计值均有统计学意义。另外，指标 N1 "手指（脚趾）痒"的因子负荷偏小，为 0.29。一般标准化因子负荷小于 0.3，认为模型需要改进，因为此时对应的指标解释量较低[1]。

　　根据初始模型的修正指数（modification index）结果（表 4 – 24），f18 与 f19、f1 与 f2、f15 与 f16、f11 与 f12 这四对残差变量间的协方差修正指数最高。同时从实际考虑，这四对条目的确相关，分别是：

　　条目 N18 "觉得其他人不友善"和条目 N19 "我觉得其他人盯着指（趾）甲"；

条目 N1 "手指/脚趾痒" 和条目 N2 "手指/脚趾疼痛";

条目 N15 "试图藏起我的指(趾)甲" 和条目 N16 "指(趾)甲的样子令我尴尬"。

条目 N11 "无法正常工作" 和 N12 "限制休闲和体育运动"。

因此,考虑增加这四对残差变量间的相关路径。每次进行模型修正时,只释放一对变量,修正前后模型的拟合指数结果见表 4 – 25。

表 4 – 24　NAPPA-QOL 一阶初始模型的协方差修正指数结果

变量 1	符号	变量 2	χ^2 变化（M. I.）	参数变化（par change）
f18	< - - >	f19	55.933	0.233
f1	< - - >	f2	38.828	0.255
f15	< - - >	f16	31.669	0.15
f11	< - - >	f12	29.06	0.163

注:(1) 按修正指数大小排列,只列出最高的前四个协方差修正指数。

　　(2) M. I. 指卡方值的变化,即增加路径后,模型的卡方值减少的值。

　　(3) par change 指参数变化,它提供系数会改变多少的实际估计。

表 4 – 25　NAPPA-QOL 一阶模型修正前后模型的拟合指数比较

模型	χ^2（DF）	RMSEA	AIC	CFI	模型修正
模型 1	700.546（167）	0.133	786.546	0.802	初始模型（一阶模型）
模型 2	635.551（166）	0.125	723.551	0.826	修正模型（f18 与 f19 相关）
模型 3	529.003（165）	0.120	682.003	0.842	修正模型（误差相关:f18 与 f19,f1 与 f2）
模型 4	560.461（164）	0.116	652.461	0.853	修正模型（误差相关:f18 与 f19,f1 与 f2,f15 与 f16）
模型 5	523.636（163）	0.111	617.636	0.866	修正模型（误差相关:f18 与 f19,f1 与 f2,f15 与 f16,f11 与 f12）

当 NAPPA-QOL 量表的一阶初始模型修改为模型 5（图 4 – 6）后,尽管 N1 "手指/脚趾痒" 的因子负荷仍偏小,为 0.28,但修正后,模型减少的卡方是 176.91,大于 13.28（自由度为 4,克龙巴赫 α 系数为 0.01 时的卡方临界值),拟合优度改善显著,各拟合指数的改善也较大,$\Delta RMSEA = 0.022$,$\Delta AIC = 168.91$,$\Delta CFI = 0.064$,支持这一修改。

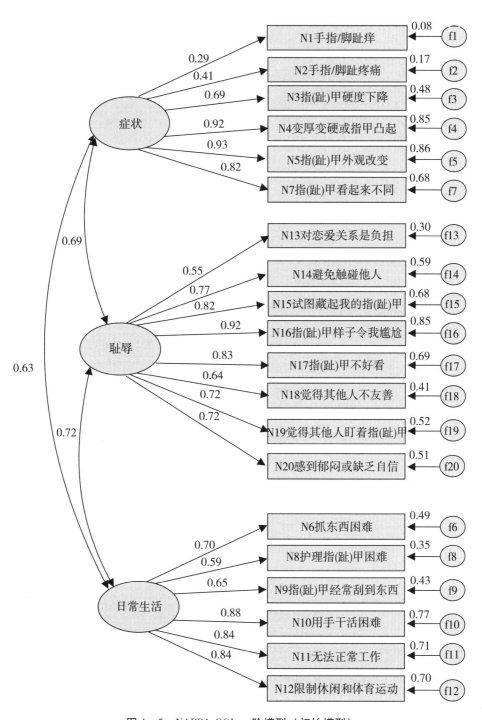

图 4 - 5　NAPPA-QOL 一阶模型（初始模型）

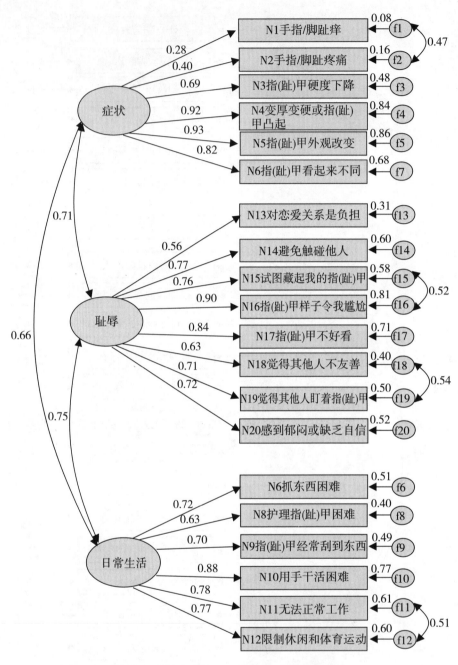

图 4-6 NAPPA-QOL 一阶模型（修正模型 5）

（二）NAPPA-PBI

1. 聚合效度与判别效度

NAPPA-PBI（part 1）和（part 2）中文版各条目与所属维度的相关系数均大于 0.4

且有统计学意义（表4-26、表4-27）。同时，这两个量表各条目与其所属维度的相关系数大于与其他维度的相关系数。

表4-26　NAPPA-PBI（part 1）中文版条目与维度的斯皮尔曼相关系数

项目	症状维度	耻辱维度	日常生活维度	治疗目标维度
症状维度				
1. 手指/脚趾不再痒	0.691**	0.533**	0.628**	0.337**
2. 手指/脚趾不再有任何疼痛或其他不适	0.719**	0.630**	0.630**	0.409**
3. 指（趾）甲坚固（如不脆、不薄、不萎缩或不脱落）	0.780**	0.549**	0.563**	0.492**
4. 指（趾）甲不再变硬、变厚或凸起	0.771**	0.501**	0.456**	0.489**
5. 指（趾）甲外观正常	0.735**	0.537**	0.444**	0.580**
7. 所有指（趾）甲的病变都治愈了	0.759**	0.542**	0.514**	0.596**
耻辱维度				
13. 甲银屑病对您恋爱关系（或夫妻关系）的压力减小	0.552**	0.701**	0.739**	0.392**
14. 触碰他人感觉自在	0.572**	0.763**	0.632**	0.442**
15. 不再藏起您的指（趾）甲	0.585**	0.882**	0.639**	0.515**
16. 不再为您的指（趾）甲感到羞愧	0.563**	0.861**	0.590**	0.579**
17. 指（趾）甲不再难看	0.592**	0.802**	0.555**	0.615**
18. 不再觉得其他人对您不友好	0.573**	0.795**	0.720**	0.420**
19. 觉得盯着您的指（趾）甲看的人少了	0.633**	0.886**	0.682**	0.531**
20. 心情更好了	0.536**	0.751**	0.588**	0.556**
日常生活维度				
6. 可以正常地抓取东西	0.555**	0.593**	0.838**	0.429**
8. 护理指（趾）甲没那么麻烦	0.599**	0.597**	0.825**	0.399**
9. 指（趾）甲不再刮到东西	0.595**	0.621**	0.861**	0.406**
10. 用手干活不再受限	0.581**	0.710**	0.886**	0.448**
11. 可以正常地工作	0.581**	0.676**	0.852**	0.458**
12. 可以从事正常的休闲和体育活动	0.564**	0.694**	0.849**	0.434**
治疗目标维度				
21. 找到明确的诊断和治疗方法	0.517**	0.565**	0.399**	0.861**
22. 感受到指（趾）甲的迅速恢复	0.623**	0.641**	0.462**	0.911**

续表 4－26

项目	症状维度	耻辱维度	日常生活维度	治疗目标维度
23. 您的病情得到控制	0.556＊＊	0.615＊＊	0.487＊＊	0.891＊＊
24. 对治疗有信心	0.552＊＊	0.553＊＊	0.511＊＊	0.898＊＊
NAPPA-PBI（part 1）症状维度	1.000	0.693＊＊	0.657＊＊	0.604
NAPPA-PBI（part 1）耻辱维度	0.693＊＊	1.000	0.725＊＊	0.622＊＊
NAPPA-PBI（part 1）日常生活维度	0.657＊＊	0.725＊＊	1.000	0.482＊＊
NAPPA-PBI（part 1）治疗目标维度	0.604＊＊	0.622＊＊	0.482＊＊	1.000

表 4－27　NAPPA-PBI（part 2）中文版条目与维度的斯皮尔曼相关系数

项目	症状维度	耻辱维度	日常生活维度	治疗效果维度
症状维度				
1. 手指（脚趾）不再痒	0.650＊＊	0.398＊＊	0.533＊＊	0.108
2. 手指/脚趾不再有任何疼痛或其他不适	0.754＊＊	0.443＊＊	0.576＊＊	0.218＊＊
3. 指（趾）甲坚固（如不脆、不薄、不萎缩或不脱落）	0.710＊＊	0.518＊＊	0.507＊＊	0.285＊＊
4. 指（趾）甲不再变硬、变厚或凸起	0.709＊＊	0.467＊＊	0.409＊＊	0.396＊＊
5. 指（趾）甲外观正常	0.650＊＊	0.433＊＊	0.379＊＊	0.397＊＊
7. 所有指（趾）甲的病变都治愈了	0.577＊＊	0.461＊＊	0.393＊＊	0.541＊＊
耻辱维度				
13. 甲银屑病对您恋爱关系（或夫妻关系）的压力减小	0.590＊＊	0.714＊＊	0.755＊＊	0.248＊＊
14. 触碰他人感觉自在	0.532＊＊	0.808＊＊	0.559＊＊	0.396＊＊
15. 不再藏起您的指（趾）甲	0.566＊＊	0.798＊＊	0.530＊＊	0.524＊＊
16. 不再为您的指（趾）甲感到羞愧	0.547＊＊	0.810＊＊	0.541＊＊	0.610＊＊
17. 指（趾）甲不再难看	0.471＊＊	0.717＊＊	0.431＊＊	0.581＊＊
18. 不再觉得其他人对您不友好	0.555＊＊	0.821＊＊	0.665＊＊	0.408＊＊
19. 觉得盯着我的指（趾）甲看的人少了	0.579＊＊	0.852＊＊	0.592＊＊	0.513＊＊
20. 心情更好了	0.499＊＊	0.780＊＊	0.582＊＊	0.594＊＊
日常生活维度				
6. 可以正常地抓取东西	0.643＊＊	0.587＊＊	0.805＊＊	0.282＊＊
8. 护理指（趾）甲没那么麻烦	0.656＊＊	0.640＊＊	0.781＊＊	0.438＊＊

续表 4 – 27

项目	症状维度	耻辱维度	日常生活维度	治疗效果维度
9. 指（趾）甲不再刮到东西	0.637**	0.603**	0.796**	0.363**
10. 用手干活不再受限	0.670**	0.664**	0.859**	0.325**
11. 可以正常地工作	0.603**	0.624**	0.861**	0.239**
12. 可以从事正常的休闲和体育活动	0.539**	0.670**	0.832**	0.262**
治疗效果维度				
21. 找到明确的诊断和治疗方法	0.381**	0.533**	0.341**	0.951
22. 感受到指（趾）甲的迅速恢复	0.350**	0.508**	0.272**	0.916
23. 您的病情得到控制	0.387**	0.536**	0.315**	0.939
24. 对治疗有信心	0.449**	0.610	0.407**	0.933
NAPPA-PBI（part 2）症状维度	1.000	0.684**	0.741**	0.429**
NAPPA-PBI（part 2）耻辱维度	0.684**	1.000	0.752**	0.581**
NAPPA-PBI（part 2）日常生活维度	0.741**	0.752**	1.000	0.364**
NAPPA-PBI（part 2）治疗效果维度	0.429**	0.581**	0.364**	1.000

2. 区分效度

指（趾）甲银屑病患者的病情严重程度采用的是患者自评的形式，病情分为轻、中、重 3 个层次。从表 4 – 28 可见，不同病情程度的 NAPPA-PBI（part 1）和（part 2）中文版总分和各维度得分的差异均无统计学意义（$p > 0.05$）。甲银屑病患者的病程分为"2 年以下"和"2 年及以上"两个时段。从表 4 – 29 可见，不同病程的 NAPPA-PBI（part 1）中文版总分和各维度得分的差异有统计学意义（$p < 0.05$）。NAPPA-PBI（part 2）中文版除了治疗效果维度外，不同病程的量表总分和其余维度得分的差异有统计学意义（$p < 0.05$）。

表 4 – 28　不同病情严重程度的 NAPPA-PBI 维度得分比较

项目		轻		中		重		F	p
		均数	标准差	均数	标准差	均数	标准差		
NAPPA-PBI（part 1）	症状维度	3.09	1.43	2.97	1.32	3.26	1.14	1.049	0.352
	耻辱维度	3.27	1.55	3.29	1.51	3.26	1.33	0.008	0.992
	日常生活维度	3.52	1.63	3.42	1.54	3.50	1.45	0.079	0.924
	治疗目标维度	3.11	1.41	3.14	1.35	3.27	1.24	0.264	0.768
	总分	3.26	1.41	3.22	1.32	3.32	1.17	0.124	0.883

续上表

项目		轻		中		重		F	p
		均数	标准差	均数	标准差	均数	标准差		
NAPPA-PBI（part 2）	症状维度	2.39	1.30	1.99	1.51	2.24	1.40	0.948	0.390
	耻辱维度	2.70	1.63	2.52	1.77	2.56	1.66	0.138	0.871
	日常生活维度	3.24	1.64	2.72	1.89	3.09	1.59	1.164	0.315
	治疗效果维度	2.01	1.76	1.54	1.62	2.12	1.59	1.852	0.161
	总分	2.64	1.37	2.30	1.54	2.49	1.36	0.677	0.510

表 4 – 29　不同甲银屑病病程的 NAPPA-PBI 中文版维度得分比较

项目		2 年以下		不少于 2 年		t	p
		均数	标准差	均数	标准差		
NAPPA-PBI（part 1）	症状维度	3.58	1.29	2.99	1.21	2.991	0.003
	耻辱维度	3.79	1.31	3.14	1.41	2.856	0.005
	日常生活维度	3.98	1.34	3.36	1.51	2.622	0.009
	治疗目标维度	3.64	1.15	3.06	1.31	2.780	0.006
	总分	3.76	1.22	3.14	1.21	3.123	0.002
NAPPA-PBI（part 2）	症状维度	2.91	1.72	2.07	1.29	2.887	0.004
	耻辱维度	3.46	1.82	2.35	1.56	3.125	0.002
	日常生活维度	3.69	1.85	2.87	1.68	2.210	0.029
	治疗效果维度	2.22	2.11	1.72	1.51	1.396	0.165
	总分	3.12	1.70	2.30	1.30	2.779	0.006

3. 结构效度

探索性因子分析结果显示，NAPPA-PBI（part 1）的 KMO 值为 0.948，Bartlett 值为 5 597.614，$p < 0.001$，说明本次调查的数据适合做因子分析。我们采用 Varimax 旋转法（方差最大化正交旋转）进行因子分析，第一个主成分的特征值为 14.54，第二个主成分的特征值为 1.86，第三个主成分的特征值为 1.10，其余特征值均小于 1（碎石图，见图 4 – 7），因此，提取 3 个公因子，占总方差的 72.88%，因子负荷如表 4 – 30 所示。

因子 1 在条目 1、2、6、8～15、18～20 这 14 个条目上的因子载荷是 3 个公因子中最大的，主要反映指（趾）甲银屑病患者的情感和日常生活功能。因子 2 在条目 16、17、21～24 这 6 个条目上的载荷是 3 个公因子中最大的，主要反映治疗目标的重要性。因子 3 在条目 3～5、7 这 4 个条目上的载荷是所有公因子中最大的，主要反映病指（趾）甲的外观症状。

表 4－30　NAPPA-PBI（part 1）中文版探索性因子分析

项目	因子 1	因子 2	因子 3	共同度
1. 手指/脚趾不再痒	0.70	0.12	0.31	0.60
2. 手指/脚趾不再有任何疼痛或其他不适	0.68	0.25	0.30	0.61
3. 指（趾）甲坚固（如不脆、不薄、不萎缩或不脱落）	0.49	0.22	0.54	0.58
4. 指（趾）甲不再变硬、变厚或凸起	0.27	0.26	0.77	0.74
5. 指（趾）甲外观正常	0.20	0.40	0.76	0.78
6. 可以正常地抓取东西	0.70	0.28	0.29	0.65
7. 所有指（趾）甲的病变都治愈了	0.29	0.42	0.73	0.79
8. 护理指（趾）甲没那么麻烦	0.62	0.20	0.44	0.62
9. 指（趾）甲不再刮到东西	0.75	0.15	0.35	0.71
10. 用手干活不再受限	0.85	0.29	0.16	0.84
11. 可以正常地工作	0.80	0.37	0.22	0.82
12. 可以从事正常的休闲和体育活动	0.81	0.36	0.20	0.83
13. 甲银屑病对您恋爱关系（或夫妻关系）的压力减小	0.81	0.28	0.22	0.79
14. 触碰他人感觉自在	0.70	0.38	0.14	0.66
15. 不再藏起您的指（趾）甲	0.62	0.54	0.15	0.70
16. 不再为您的指（趾）甲感到羞愧	0.53	0.64	0.14	0.70
17. 指（趾）甲不再难看	0.42	0.64	0.31	0.67
18. 不再觉得其他人对您不友好	0.80	0.36	0.13	0.79
19. 觉得盯着您的指（趾）甲看的人少了	0.69	0.43	0.22	0.70
20. 心情更好了	0.57	0.52	0.21	0.64
21. 找到明确的诊断和治疗方法	0.24	0.83	0.28	0.83
22. 感受到指（趾）甲的迅速恢复	0.24	0.81	0.38	0.86
23. 您的病情得到控制	0.29	0.83	0.27	0.85
24. 对治疗有信心	0.33	0.74	0.29	0.74
特征根	14.54	1.86	1.10	
解释变异/%	60.57	7.73	4.58	
累计解释变异/%	60.57	68.30	72.88	

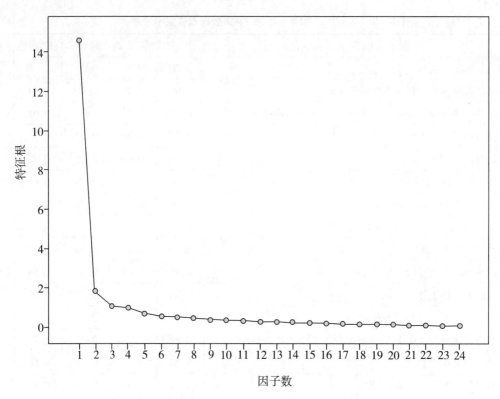

图 4 – 7　NAPPA-PBI（part 1）中文版碎石图

　　NAPPA-PBI（part 2）探索性因子分析结果显示，其 KMO 值为 0.901，Bartlett 值为 3 292.17，$p < 0.001$，说明本次调查的数据适合做因子分析。我们采用 Varimax 旋转法进行因子分析，第一个主成分的特征值为 11.71，第二个主成分的特征值为 3.05，第三个主成分的特征值为 1.43，第四个主成分的特征值为 1.15，其余特征值均小于 1（见图 4 – 8），因此提取 4 个公因子，占总方差的 72.258%，因子负荷如表 4 – 31 所示。

　　因子 1 在条目 1、2、6、8～13 这 9 个条目上的因子载荷是所有公因子中最大的，主要反映指（趾）甲银屑病患者的日常生活功能和病甲的痒痛症状。因子 2 在条目 20～24 这 5 个条目上的载荷是所有公因子中最大的，主要反映治疗目标的重要性。因子 3 在条目 14～19 这 6 个条目上的载荷是所有公因子中最大的，主要反映患者的日常生活功能。公因子 4 在条目 3～5、7 这 4 个条目上的因子载荷是所有公因子中最大的，主要反映病甲的外观症状。

表 4 - 31　NAPPA-PBI（part 2）中文版探索性因子分析

项目	因子 1	因子 2	因子 3	因子 4	共同度
1. 手指/脚趾不再痒	0.62	- 0.08	0.17	0.19	0.45
2. 手指/脚趾不再有任何疼痛或其他不适	0.63	0.02	0.06	0.37	0.54
3. 指（趾）甲坚固（如不脆、不薄、不萎缩或不脱落）	0.41	- 0.04	0.38	0.44	0.51
4. 指（趾）甲不再变硬、变厚或凸起	0.21	0.15	0.25	0.75	0.70
5. 指（趾）甲外观正常	0.20	0.24	0.15	0.79	0.75
6. 可以正常地抓取东西	0.79	0.15	0.12	0.20	0.70
7. 所有指（趾）甲的病变都治愈了	0.21	0.47	0.08	0.65	0.69
8. 护理指（趾）甲没那么麻烦	0.55	0.30	0.25	0.41	0.62
9. 指（趾）甲不再刮到东西	0.60	0.20	0.27	0.37	0.61
10. 用手干活不再受限	0.84	0.20	0.22	0.12	0.82
11. 可以正常地工作	0.84	0.15	0.24	0.06	0.79
12. 可以从事正常的休闲和体育活动	0.83	0.16	0.32	- 0.03	0.81
13. 甲银屑病对您恋爱关系（或夫妻关系）的压力减小	0.71	0.13	0.34	0.18	0.67
14. 触碰他人感觉自在	0.38	0.16	0.72	0.13	0.71
15. 不再藏起您的指（趾）甲	0.28	0.31	0.71	0.24	0.74
16. 不再为您的指（趾）甲感到羞愧	0.24	0.42	0.67	0.33	0.78
17. 指（趾）甲不再难看	0.11	0.48	0.62	0.36	0.75
18. 不再觉得其他人对您不友好	0.53	0.23	0.65	0.01	0.76
19. 觉得盯着您的指（趾）甲看的人少了	0.35	0.29	0.76	0.15	0.81
20. 心情更好了	0.37	0.52	0.45	0.13	0.63
21. 找到明确的诊断和治疗方法	0.12	0.92	0.18	0.15	0.92
22. 感受到指（趾）甲的迅速恢复	0.06	0.90	0.21	0.17	0.89
23. 您的病情得到控制	0.06	0.89	0.24	0.20	0.90
24. 对治疗有信心	0.20	0.84	0.25	0.11	0.82
特征根	11.71	3.05	1.43	1.15	—
解释变异/%	48.80	12.71	5.96	4.78	—
累计解释变异/%	48.80	61.51	67.45	72.25	—

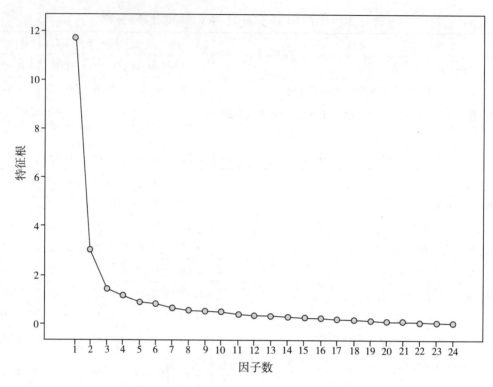

图4-8 NAPPA-PBI（part 2）中文版碎石图

我们同时采用结构方程模型对 NAPPA-PBI（part 1）和 NAPPA-PBI（part 2）进行验证性因子分析。

图4-9为用 CFA 验证的 NAPPA-PBI（part 1）一阶因子结构模型（初始模型），初始模型拟合的不是非常理想：χ^2（246）= 999.562，RMSEA = 0.118，AIC = 1 107.562，CFI = 0.864（表4-33）。但在 NAPPA-PBI（part 1）一阶初始模型中，各参数的标准化因子负荷均很高，在 0.69 ～ 0.93 之间，且各参数估计值均有统计学意义。

根据初始模型的修正指数结果（表4-32），f15 与 f16、f16 与 f17、f5 与 f7 这三对残差变量间的协方差修正指数最高。同时从实际考虑，这3 对条目的确相关，分别是：条目 P15 "不再藏起指（趾）甲" 和条目 P16 "不再为指（趾）甲感到羞愧"；条目 P16 "不再为指（趾）甲感到羞愧" 和条目 P17 "指（趾）甲不再难看"；条目 P5 "指（趾）甲外观正常" 和条目 P7 "指（趾）甲病变治愈"。因此，考虑增加这3 对残差变量间的相关路径。

表 4 – 32　NAPPA-PBI（part 1）一阶模型的协方差修正指数结果

变量 1	符号	变量 2	χ^2 变化（M. I.）	参数变化（par change）
f15	< – – >	f16	55.458	0.458
f16	< – – >	f17	50.653	0.506
f13	< – – >	D3 日常生活	49.871	0.397
f7	< – – >	f5	49.219	0.446

注：（1）按修正指数大小排列，只列出最高的前三个协方差修正指数。

（2）M. I. 指卡方值的变化，即增加路径后，模型的卡方值减少的值。

（3）Par Change 指参数变化，它提供系数会改变多少的实际估计。

表 4 – 33　NAPPA-PBI（part 1）一阶模型修正前后模型的拟合指数比较

模型	χ^2（DF）	RMSEA	AIC	CFI	模型修正
模型 1	999.562（246）	0.118	1 107.562	0.864	初始模型（一阶模型）
模型 2	936.598（245）	0.113	1 046.598	0.876	修正模型（f15 与 f16 相关）
模型 3	884.008（244）	0.109	996.008	0.885	修正模型（误差相关：f15 与 f16，f16 与 f17）
模型 4	820.071（243）	0.104	934.071	0.896	修正模型（误差相关：f15 与 f16，f16 与 f17，f5 与 f7）

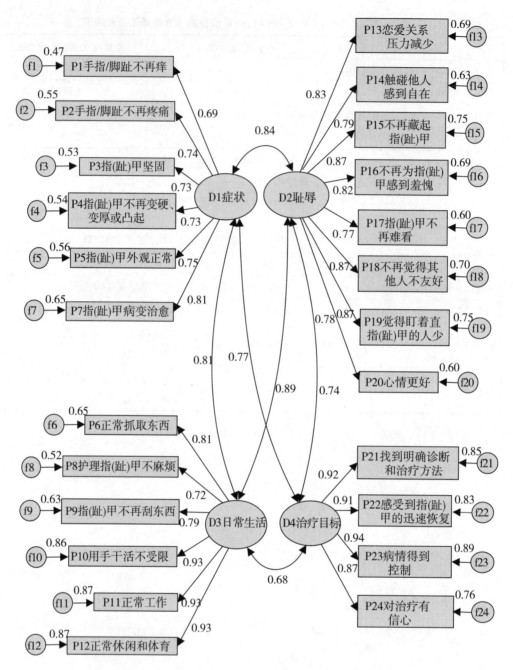

图 4 – 9 NAPPA-PBI（part 1）的一阶模型（初始模型）

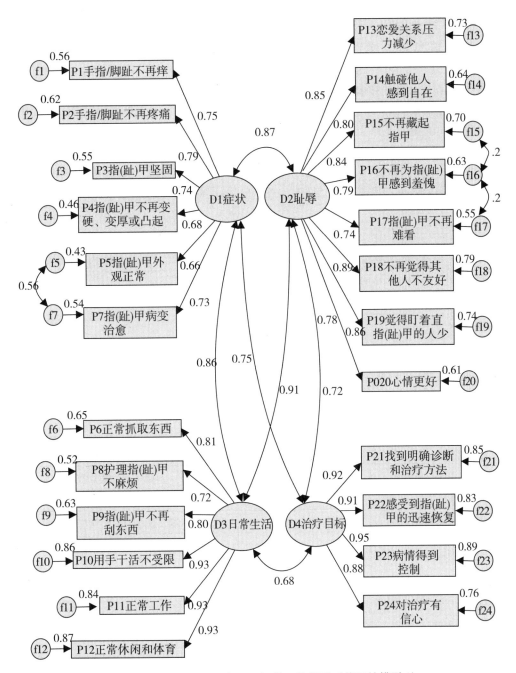

图 4 - 10　NAPPA-PBI（part 1）的一阶模型（修正始模型 4）

当 NAPPA-PBI（part 1）量表的一阶初始模型修改为模型 4（图 4 - 10）后，模型减少的卡方是 179.491，大于 11.34（自由度为 3，克龙巴赫 α 系数为 0.01 时的卡方临界值），拟合优度改善显著，各拟合指数的改善也较大，ΔRMSEA = 0.014，ΔAIC = 173.491，ΔCFI = 0.032，支持这一修改。

图4-11为用CFA验证的NAPPA-PBI（part 2）一阶因子结构模型（初始模型），初始模型拟合的不是非常理想：χ^2（246）= 873.622，RMSEA = 0.132，AIC = 981.622，CFI = 0.805（表4-35）。但在NAPPA-PBI（part 1）一阶初始模型中，各参数的标准化因子负荷均很高，在0.46～0.92之间，且各参数估计值均有统计学意义。

根据初始模型的修正指数结果（表4-34），f16与f17、f12与f11、f1与f2这3对残差变量间的协方差修正指数最高。同时从实际考虑，这三对题目的确相关，分别是：题目E16"不再为指（趾）甲感到羞愧"和题目E17"指（趾）甲不再难看"；题目E12"正常休闲和体育"和题目E11"正常工作"；题目E1"手指/脚趾不再痒"和题目E2"手指/脚趾不再疼痛"。因此，考虑增加这3对残差变量间的相关路径。

表4-34　NAPPA-PBI（part 2）一阶模型的协方差修正指数结果

变量1	符号	变量2	χ^2变化（M.I.）	参数变化（par change）
f13	<- ->	D3 日常生活	35.737	1.011
f16	<- ->	f17	25.797	0.598
f12	<- ->	f11	24.859	0.407
f2	<- ->	f1	21.892	1.291

注：（1）按修正指数大小排列，只列出最高的前三个协方差修正指数。

（2）M.I. 指卡方值的变化，即增加路径后，模型的卡方值减少的值。

（3）par change 指参数变化，它提供系数会改变多少的实际估计。

表4-35　NAPPA-PBI（part 2）一阶模型修正前后模型的拟合指数比较

模型	χ^2（DF）	RMSEA	AIC	CFI	模型修正
模型1	873.622（246）	0.132	981.622	0.805	初始模型（一阶模型）
模型2	844.059（245）	0.129	954.059	0.814	修正模型（f16与f17相关）
模型3	808.729（244）	0.126	920.729	0.824	修正模型（误差相关：f16与f17，f12与f11）
模型4	785.316（243）	0.124	899.316	0.831	修正模型（误差相关：ff16与f17，f12与f11，f1与f2）

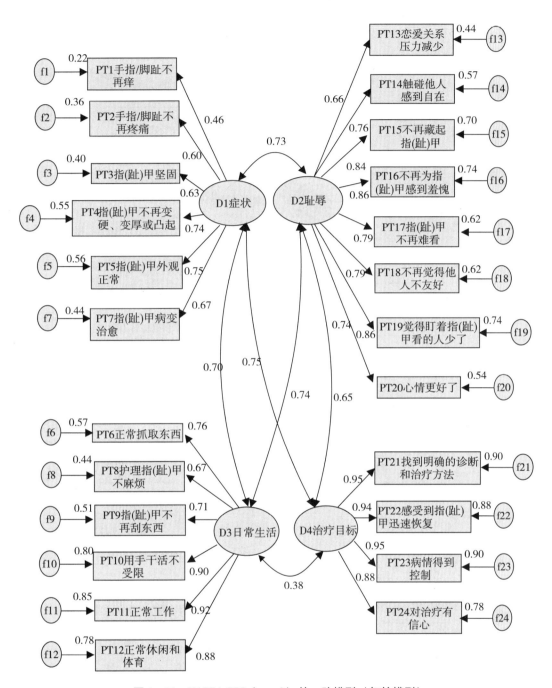

图 4-11　NAPPA-PBI（part 2）的一阶模型（初始模型）

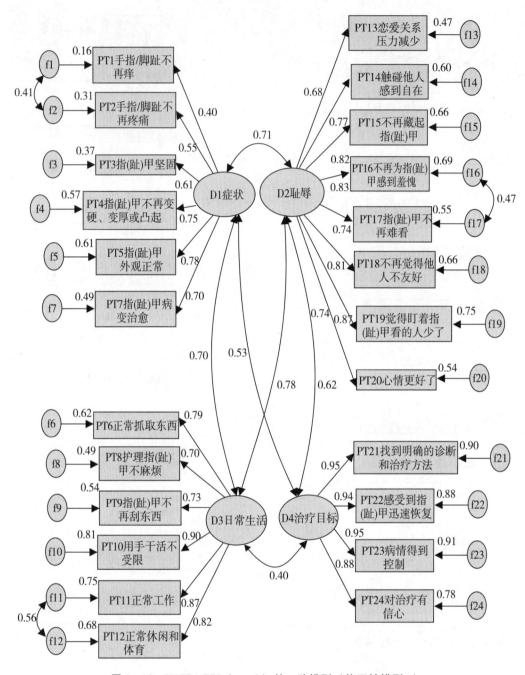

图 4-12 NAPPA-PBI（part 2）的一阶模型（修正始模型 4）

当 NAPPA-PBI（part 2）量表的一阶初始模型修改为模型 4（图 4-12）后，模型减少的卡方是 88.306，大于 11.34（自由度为 3，克朗巴赫 α 系数为 0.01 时的卡方临界值），拟合优度改善显著，各拟合指数的改善也较大，ΔRMSEA = 0.008，ΔAIC = 82.306，ΔCFI = 0.026，支持这一修改。

参考文献

［1］ 温忠麟，侯杰泰．检验的临界值：真伪差距多大才能辨别？评《不同条件下拟合指数的表现及临界值的选择》［J］．心理学报，2008，40（1）：119 - 124.

［2］ 张岩波，刘桂芬，郑建中．验证性因子分析模型的潜变量得分及其应用［J］.现代预防医学．2005，32（4）：285 - 286，299.

［3］ 侯杰泰，温忠麟，成子娟．结构方程模型及其应用［M］.北京：教育科学出版社，2004.

第五章 总 结

第一节 Scalpdex 和 NAPPA 中文版的跨文化调适

一、引入 Scalpdex 和 NAPPA 量表的必要性及意义

患者自我感知的治疗受益和生命质量的提高已成为银屑病治疗的主要目标。过去长期以来，银屑病头皮和指（趾）甲损害对患者生命质量的影响并未引起足够的重视，用于评价这些特殊部位的特异性生命质量的量表也非常少。因此，本研究引进美国学者 Chen 研制的 Scalpdex 量表和德国学者 Augustin M 研制的 NAPPA 量表进行中文版的研制，为更准确地评价头皮银屑病患者和指（趾）甲银屑病患者的生命质量变化提供有力工具，为中国银屑病的临床科研和医疗决策提供有价值的评价工具和技术，并与国际接轨，使其具有国际可比性。

二、跨文化调适过程的科学严谨

生命质量量表在跨文化背景下存在文化差异性，不能简单翻译后直接引入国内使用，否则会是一个翻译草率、调适粗糙、同质性差的语言版本。另外，如何通过多学科多文化的专家组（expert committee）对译本的跨文化等价性进行评议和决策，以尽可能地把握不同文化之间量表条目内涵的特殊性，这是量表跨文化调适过程中需要解决的关键问题之一。

一般来说，经过跨文化调适后，翻译量表与源量表应具有 4 个方面的等价性[1]：一是语意等价性（semantic equivalence）。考量不同语言之间语义的传递，追求在不同的语言环境下翻译的词语与源词语在语义上等价，且对应答者有同等的效果。二是习语等价（idiomatic equivalence）。对于口语和习语通常会存在翻译困难，因此需要找到与此相似的措辞表达。三是经验等价（experiential equivalence）。一些反映日常生活行为能力的条目内容在不同国家和文化背景下通常有很大的区别，如量表中反映某种行为的条目即使在目标语文化下是可翻译的，但目标语文化背景下的人们完全有可能没

有经历过这样的行为。为了解决这样的问题，委员会需要鉴别在目标语文化下与源量表有相似行为及目的的条目，并替代源量表的条目。四是概念等价性（conceptual equivalence）。不同文化之间同一词汇通常有不同的概念，概念等价主要探索不同语言、文化背景下人们对某一概念的定义和理解。

目前，国际上以 Guillemin 等[2] 提出的量表跨文化调适的基本原则较为常用。因此，本研究严格遵循 AAOS 推荐的跨文化调适指南，对 Scalpdex 和 NAPPA 英文版原版的指导语、量表、条目和答案进行了正向翻译、综合协调、反向翻译、专家评议和预调查，以保证量表在翻译过程中（特别是反向翻译阶段）不偏离文化规范和文化语境，使译本从文化上更符合中国文化。

在这 5 个阶段中，共有 9 名专家参与，涉及皮肤科、流行病学与统计学、英语语言学、心理学等专业和学科。在 9 名专家中，有正高职称者 5 人、医学博士 5 人。回译是量表跨文化调适中的一个重要阶段，是检查效度的过程[4]。因此，为确保翻译后的量表能准确表达源量表的条目内容，本研究遴选的 2 名回译者中，1 人为美国人（教授/博士），在中国中医科学院中国医史文献研究所做研究工作，有医学背景；另 1 人为加拿大人（本科），在广州朗联集团有限公司任总经理，无医学背景，从而较好地保证了增加"突出缺陷"的可能性。

三、Scalpdex 和 NAPPA 中文版信效度的初步检验

跨文化调适的最后一个步骤是预调查，这个阶段的重点是通过一个小样本的调查，来了解个体理解问卷条目的情况，并对表面效度、内容效度、聚会效度和内部一致性进行初步评估，为形成最终版提供参考依据[8]。

（一）Scalpdex 中文版信效度的初步检验

预调查结果显示，Scalpdex 中文版总分和 3 个维度的克龙巴赫 α 系数均在 0.80 以上，体现了该工具非常高的内部一致性。相比英文版源量表结果，Scalpdex 中文版的内部一致性要高于英文版源量表，英文版的 3 个维度分别是症状维度 0.62、功能维度 0.80、情感维度 0.76[1]。

在效度方面，通过观察患者对量表条目的理解程度，结果发现，75.8% 患者表示对量表所有条目完全理解，没有不明白和不清晰的地方，但是仍有部分患者对情感维度的个别条目表示不理解，主要体现在对这些条目形容词的理解较为混淆和模糊。这提示情感维度的个别条目还需要进一步的调适，以适合中国文化背景，使患者易于理解，便于评价。聚合效度的结果提示，各条目与所在维度均为高度相关，而与其他维度的相关则相对较弱，这说明有较好的聚合效度。但是情感维度下的条目 19 和 20 的相关系数低于 0.5，说明这两个条目还有待进一步修订和验证。维度与总分的相关分析结果显示，各维度与总分均显著性高度相关，除情感维度和功能维度外，症状维度与情感维度、功能维度之间的独立性均较好。情感维度和功能维度的相关性过高，可能原

因是：跨文化调适后的情感维度和功能维度的条目不便于患者理解；涉及情感维度与功能维度的条目在内容上确实存在较高关联，具有相同特质。

（二）NAPPA 中文版信效度的初步检验

预调查结果显示，NAPPA-QOL 中文版总分和 3 个维度的克龙巴赫 α 系数范围在 0.77～0.91，除日常功能维度外，总量表和其余维度与源量表的结果相近[6]，说明该量表内部一致性较好。

聚合效度的结果提示，各条目与所在维度均为高度相关，而与其他维度的相关性则相对较弱，这说明有较好的聚合效度。但是条目 1（症状维度）和条目 13（耻辱维度）的相关系数低于 0.5，说明这两个条目还有待进一步修订和验证。维度与总分的相关分析结果显示，各维度与总分均显著性高度相关，且症状维度与耻辱维度、日常生活维度之间的独立性均较好，但耻辱维度和日常生活维度的相关性较高，可能原因是：样本量比较小；跨文化调适后的耻辱维度和日常生活维度的个别条目不便于患者理解；患者在耻辱维度与日常生活维度的平均得分均较低，分别为 0.95、0.70，从而在评价结果上表现为较强的相关性。

第二节　Scalpdex 和 NAPPA 中文版的计量学心理学测评

根据预调查结果，我们对 Scalpdex 和 NAPPA 中文预试验版中超过 30% 比例患者不理解的地方进行了修正，由此形成正式中文版。

一、可行性

研究对象的依从性是量表可行性的保障，而量表的长度会影响研究对象的依从性。量表越长，其解释效力相对增强，但可行性却受到影响。一般而言，量表的项目数应控制在一定范围内，使研究对象完成一份量表的时间不宜过长，应答时间控制在 20 分钟以内较易被接受[2]。本研究采用现场发放、现场回收检查的方式，研究对象填写完毕后，调查员随即对所填的内容进行全面的检查，如有遗漏项目，提醒被试及时补齐。在发放问卷过程中，本研究问卷的有效回收率均达 90% 以上（Scalpdex 量表为 98.5%，NAPPA 量表为 93.5%），两个量表的完成时间为 15～20 分钟，故 Scalpdex 和 NAPPA 中文版具有良好的可行性。

二、条目得分分布

天花板和地板效应指大部分分数集中在偏高和偏低的一端，这两个指标反映了分数分布的重要特征，其产生的原因在于测量条目的量程不够大，造成分数停留在测量范围的最顶端或最底端，从而使条目的有效性减少。天花板效应和地板效应比例大于20%时被认为是有显著性的[3]。

正式调查的结果显示，Scalpdex中文版不存在地板或天花板效应。NAPPA-QOL、NAPPA-PBI（part 1）和（part 2）这三个量表中文版除了日常生活维度外，其余维度均不存在地板或天花板效应。NAPPA-QOL中文版的日常生活维度存在地板效应，地板效应比例为25.4%，NAPPA-PBI（part 1）和（part 2）的日常生活维度存在天花板效应，天花板效应比例分别为20.2%和23.4%，这表明NAPPA量表在区分指（趾）甲银屑病患者的日常生活方面还存在一定缺陷，这可能是由于其中某些条目对指（趾）甲银屑病患者来说过于简单，或者所调查的指（趾）甲银屑病患者的指（趾）甲受累的严重程度较轻。

三、信度

信度是评价量表的重要指标之一，指量表测量结果的可靠性、稳定性和一致性。虽然高信度并不意味着高效度，但效度高一定是以信度高为前提的[4]。一般认为，信度系数不低于0.7的量表较为可靠。本研究选用了内部一致性信度、折半信度和重测信度3个指标来评价Scalpdex和NAPPA中文版的信度。

（一）内部一致性

内部一致性信度用于检验量表的条目其内在一致性程度，是否测量同一概念。本研究采用克龙巴赫α系数和分半信度来检验问卷的内在同质性程度。

一般来说，0.70这个值是作为克龙巴赫α系数的比较低的可接受的边界值[5,6]。正式调查结果显示，Scalpdex中文版总量表的克龙巴赫α系数为0.95，3个维度得分的克龙巴赫α系数为0.82～0.93。相比英文版源量表结果，Scalpdex中文版的内部一致性要高于英文版源量表，英文版的3个维度分别是，症状维度0.62、功能维度0.80、情感维度0.76[7]。

中文版NAPPA-QOL、NAPPA-PBI（part 1）和NAPPA-PBI（part 2）的总分克龙巴赫α系数分别为：0.94、0.97、0.95。三个亚量表的各维度得分的克龙巴赫α系数在0.81～0.96之间，均大于0.7，表明具有良好的内部一致性。本次研究的结果与英文版源量表结果相似，英文版NAPPA-QOL的总分和各维度的克龙巴赫α系数分别为：0.95、0.90、0.93、0.88[8]。

折半信度就是按照前后分半、奇偶顺序或其他方式把量表分成尽可能平行的两半，然后计算两部分各自的信度以及之间的相关性，以此为标准来衡量整个量表的信度，相关性高则意味着信度好，而相应的信度指标就是折半信度，一般要求相关系数大于0.7[9]。本研究Scalpdex和NAPPA中文版量表的折半信度为SPSS默认的前后分半信度。Scalpdex中文版总量表的分半信度为0.88，3个维度得分的分半信度为0.81～

0.88。NAPPA 中文版的 3 个亚量表 NAPPA-QOL、NAPPA-PBI（part 1）和 NAPPA-PBI（part 2）的总分的分半信度分别为：0.85、0.93、0.85，3 个亚量表中，除了 NAPPA-PBI（part 2）的症状维度的分半信度低于 0.7 外，其余亚量表的各维度得分的分半信度不低于 0.7。这表明从总体看，两个量表的中文版具有良好的折半信度。

（二）重测信度

重测信度又叫稳定性系数（coefficient of stability），是用来考察量表跨时间的稳定性和一致性。本研究从首次测量的头皮银屑病患者和指（趾）甲银屑病患者中随机各抽取 24 人和 55 人，于 2 周后进行重测，分别计算各因子、分量表与总量表的重测信度。结果显示：中文版 Scalpdex 总量表的重测信度为 0.87，3 个维度得分的分半信度在 0.76～0.90 之间。中文版 NAPPA 的 3 个亚量表 NAPPA-QOL、NAPPA-PBI（part 1）和 NAPPA-PBI（part 2）的总分的重测信度分别为：0.91、0.74、0.89，3 个亚量表中，除了中文版 NAPPA-PBI（part 1）的日常生活维度和 NAPPA-PBI（part 2）的治疗效果维度的重测信度低于 0.7 外，其余各维度的重测信度均不低于 0.7。表明中文版 Scalpdex 和 NAPPA 量表具有良好的跨时间稳定性。

重测信度最低的是中文版 NAPPA-PBI（part 2）的治疗效果维度，其重测信度为 0.63。重测信度的高低与被试状况和测验环境变化有关，重测信度低说明分数受被试状况和测验环境变化较大。本研究进一步分析发现，首测和重测调查的间隔时间小于 5 天的患者，其治疗维度的重测信度为 0.75，要显著高于间隔时间不少于 5 天的患者。这说明，相比其他 3 个维度，治疗效果维度更容易受到时间和环境变化的影响。

四、效度

效度的评价主要检测量表的准确性和有效性，即能测量出量表所测量心理特征的程度，本研究的效度检验主要通过内容效度、会聚效度、判别效度、区分效度和结构效度来衡量。

（一）内容效度

内容效度（content validity）的评价主要通过经验判断进行。本研究在跨文化调适阶段共有 9 位专家，5 位是临床专家，2 位是皮肤科专家，1 位是心理学专家，1 位是内科专家，1 位是心理学专家，他们均为临床经验丰富的专家。此外的 4 位专家中，除了 2 位反向翻译者，还有 2 位专家，分别是英语语言专家和临床流行病学专家，他们都具备在该研究领域方面的丰富经验。专家们均认为 Scalpdex 和 NAPPA 量表的条目很好地反映了量表所要测定的内容。因此，本研究的 Scalpdex 和 NAPPA 中文版具有良好的内容效度。

（二）会聚效度和判别效度

本研究使用多特质效度分析（multi-trait scaling analysis）来评价聚合效度

（convergent validity）和判别效度（discriminant validity），其判断标准是[10]：若各条目与所属维度的相关系数大于 0.4，则支持聚合效度；若各条目与其所属维度的相关系数大于与其他维度的相关系数，则显示判别效度。

正式调查的结果显示，Scalpdex 中文版、NAPPA-QOL、NAPPA-PBI（part 1）和（part 2）中文版具有良好的聚合效度和判别效度。但 Scalpdex 中文版有 2 个条目与所属维度相关系数小于 0.4，分别是：条目 19 "我感觉我护理头皮的知识是足够的"、条目 20 "护理头皮的费用让我困扰"。这提示，今后研究还需对这 2 个条目的经验等价性进行调适，对其中文表述进行重新修订，使得相关概念与内涵呈现得更加清晰和完整。

（三）区分效度

正式调查显示，Scalpdex 中文版能区分患者自评的不同病情严重程度的生命质量，自评病情程度为"轻度"的头皮银屑病患者在症状维度、情感维度和功能维度上的得分均低于自评病情程度为"中度"和"重度"的患者。另外，Scalpdex 中文版能区分不同病程患者的生命质量，病程不足 2 年的头皮银屑病患者在三个维度上的得分均低于病程不少于 2 年的患者。因此，Scalpdex 中文版有良好的区分效度。

NAPPA-QOL 中文版能区分患者自评的不同病情严重程度的生命质量，自评病情程度为"轻度"的指（趾）甲银屑病患者在症状维度、耻辱维度和日常生活维度上的得分均低于自评病情程度为"中度"和"重度"的患者。另外，NAPPA-QOL 中文版能区分不同病程患者的生命质量，病程不足 2 年的甲银屑病患者在症状维度和耻辱维度上的得分均低于病程不少于 2 年的患者，但在区分日常生活维度方面不够理想（$p = 0.22$），这提示病程长短对于患者的从事日常生活能力没有显著性影响。总的来说，NAPPA-QOL 中文版具有较好的区分效度。

中文版 NAPPA-PBI（part 1）和（part 2）均不能区分患者自评的不同病情严重程度的生命质量，这可能是由于本次研究所纳入的甲银屑病患者的病情不严重（自评分均值为 2.95），也可能是由于患者自评的病情严重程度对于患者相关治疗需求和治疗受益没有显著性影响。但是，中文版 NAPPA-PBI（part 1）和（part 2）能区分不同病程患者的生命质量。除了 NAPPA-PBI（part 2）的治疗效果维度外（$p = 0.17$），病程不足 2 年的甲银屑病患者在这两个量表的各维度上得分均低于病程不少于 2 年的患者。不同甲银屑病病程的 NAPPA-PBI（part2）中文版在治疗效果维度得分差异无统计学意义，这可能是由于银屑病是属于易复发的比较难治的一种慢性皮肤病有关，提示病程长短对于患者的感知治疗效果没有显著性影响。

（四）结构效度

结构效度（construct validity）反映的是量表的构造是否符合有关的理论构想和框架，即检验量表是否真正测量了所提出的理论构思。本研究使用了探索性因子分析（exploratory factor analysis，EFA）和验证性因子分析（confirmatory factor analysis，CFA）这 2 种方法对 Scalpdex 和 NAPPA 中文版的结构效度进行评价。

在探索性因子分析的结果中，用于评价结构效度的主要指标有累计贡献率（cumulative）、共同度（communalities）和因子负荷（factor loading）。累计贡献率反映公因子对量表的累计有效程度。共同度反映由公因子届时原变量的有效程度。因子负荷反映原变量与某个公因子的相关程度。一般来说，满足以下条件，可以认为量表具有较好的结构效度[11]：公因子应与设计时假设的量表结构一致，且累计贡献率至少达到40%；每个条目都应在其中一个公因子上有较高的因子负荷（大于0.4），而对其他公因子的负荷值较低。

Scalpdex 在研制时预设为3个维度，而本研究得到5个因子结构，5个因子的累计贡献率达到71.04%。同时，每个条目在其中某个公因子上有较高的负荷值，而在其他公因子上的负荷值较低。5个公因子中，公因子3与Scalpdex的症状维度完全吻合。但因子分析结果与Scalpdex英文版的预设结构亦有不符之处，具体表现在：一是有3个条目同时在两个公因子上有较高的负荷值，条目5和条目6在公因子1和公因子2上的负荷值均大于0.5，条目18在公因子1和公因子4上的负荷值大于0.5，提示这3个条目意义不明确，需要进一步的修改。二是条目18、21、23在Scalpdex英文版中是属于功能维度，但因子分析结果将这3个条目归入到了公因子1，而公因子1主要反映的是情感维度。提示这3个条目与情感维度存在相关性。三是条目4、6、7在Scalpdex英文版中是属于情感维度，但这3个条目归入到公因子2。提示这3个条目对情感维度的影响可能是独立的。四是条目14、20在Scalpdex英文版中是属于情感维度，条目13属于功能维度，但这3个条目都合并到公因子4。提示这3个条目之间存在一定的相关性。五是在Scalpdex英文版中属于情感维度的条目19归入到公因子5，形成了仅有1个条目的公因子。因此，从因子分析结果看，Scalpdex中文版并不能完全验证原来的构想。

由于EFA被认为是理论产生的方法而不是理论检验的方法，因此，本研究同时也使用了验证性因子分析来评价Scalpdex中文版的结构效度。验证性因子分析的目的在于从理论假设出发，检验理论与数据是否相符，从而检验和发展理论。这正好可以弥补EFA的不足。本研究的结构方程模型结果显示，初始模型拟合的不理想，但是修正后的数据拟合模型与研制时的理想模型能较好地吻合。但条目19"我感觉我护理头皮的知识是足够的"因子负荷偏低，仅为0.08，这提示这个条目的解释量较低，需要进一步修改。

NAPPA-QOL 在研制时预设为3个维度，而本研究得到4个因子结构，4个因子的累计贡献率达到71.15%。4个公因子中，公因子1与NAPPA-QOL英文版的耻辱维度、公因子3与日常生活维度基本上吻合。同时，每个条目在其中某个公因子上有较高的负荷值，而在其他公因子上的负荷值较低。但因子分析结果与NAPPA-QOL英文版的预设结构亦有不符之处，具体表现在：条目8、9在NAPPA-QOL英文版中是属于日常生活维度，但归入到公因子2；条目1、2在NAPPA-QOL英文版中是属于症状维度，但归入到公因子4。另外，NAPPA-QOL中文版的初始模型拟合的不理想，但是修正后的数据拟合模型与研制时的理想模型能较好地吻合。

NAPPA-PBI（part 1）在研制时预设为4个维度，而本研究得到3个因子结构，3

个因子的累计贡献率达到 72.88%。日常生活维度的全部 6 个条目都合并到了公因子 1 中，症状维度的条目 1、2、7 也合并到了公因子 1。另外，NAPPA- PBI（part 1）中文版的初始模型拟合的不理想，但是修正后的数据拟合模型与研制时的理想模型能较好地吻合。

NAPPA-PBI（part 2）在研制时预设为 4 个维度，而本研究得到 4 个因子结构，4 个因子的累计贡献率达到 72.25%。因子 2 与 NAPPA- PBI（part 2）英文版的治疗效果维度完全吻合，因子 3 与耻辱维度基本吻合。日常生活维度的全部 6 个条目都合并到了公因子 1 中，症状维度的条目 1、2 也合并到了公因子 1。另外，NAPPA- PBI（part 2）中文版的初始模型拟合的不理想，但是修正后的数据拟合模型与研制时的理想模型能较好地吻合。

总的来说，结构效度与量表的预设有不吻合的地方。这可能的原因有：翻译问题，虽然本研究严格按照翻译和回译程序，力图忠于原文，但仍然无法保证语义达到完全等价；文化问题，尽管可以翻译出来，但在中国文化背景下，可能并不适合。今后研究还需对个别条目的中文表述进行重新修订，使相关概念呈现得更加清晰和完整。

第三节 研 究 亮 点

基于头皮或指（趾）甲受累的银屑病特异性生命质量量表研究是一个崭新的领域，本研究的创新之处在于：

（1）本研究是对当前国际最新的并已被验证具有较好信度、效度和反应度的用以评估头皮银屑病和指（趾）甲银屑病患者生命质量的特异性量表 Scalpdex 和 NAPPA 进行中文版的开发研制，这在国际上是首次对 Scalpdex 和 NAPPA 进行中文版开发研制的研究，属原创性工作，其研究结果与国际接轨，并可用于国际间同类研究的直接比较。

（2）以跨文化调适为突破口，以计量心理测量特性评价为切入点，采用定性分析方法和定量分析方法相结合，通过社会医学、流行病学、卫生统计学和临床医学等多学科交叉融合，对量表的跨文化等价性进行系统研究，提高量表在跨文化下的普遍运用性和数据可比性问题。

（3）为深入研究 Scalpdex 和 NAPPA 中文版的计量心理测量特性，在传统心理测评技术的基础上，使用结构方程模型重新判定和验证结构效度，以考察量表内在因子结构及相互之间的影响路径和效应。根据国内外文献检索结果，目前还没有检索到基于该思路的研究及其相关成果。这将开拓基于头皮和指（趾）甲特殊部位受累的银屑病生命质量量表计量心理测量特性评价方法的新思路。

下一步研究的重点是：①对 Scalpdex 和 NAPPA 中文版的反应度进行研究。一个评定量表除了有良好的信度和效度，还应该有较好的反应度，即能较好地反映细微的、有临床意义的变化能力。②扩大量表的适用对象和范围，需要获得更详尽的资料，来进一步验证中文版在中国文化背景下的适用性，包括信度、效度和反应度。③对 Scalpdex 和 NAPPA 中文版的临床最小重要差异值进行研究。在探索最小临床重要性差异值（MCID）过程中，找到合适的针对头皮银屑病和指（趾）甲银屑病的客观指标效标是最具有挑战性的，而计算 MCID 效标法的另一个主要方法是主观指标效标，可以从患者观点和医生观点获取对 MCID 的估计，但是不同的效标产生的 MCID 可能存在差异，比较不同效标所计算的 MCID，并尽可能给出合理的专业解释，这都是 MCID 估算中的难点和技术要点。

参考文献

［1］ 郝元涛，方积乾. 生存质量测定量等价性评价研究［J］.中国行为医学科学，2003，12（3）：338 – 340.

［2］ HOMES W C，SHEA J A. Performance of a new，HIV/AIDS-targeted quality of life（HAT-QOL）instrument in asympatanatic seropositive individuals［J］. Qua Life Res，1997，6（6）：561 – 571.

［3］ MATHEWS A，MACLEOD C. Cognitive approaches to emotion and emotional disorders［J］. Annual review of psychology，1994，45：25 – 50.

［4］ FRIEDENBERG L. Psychological testing：design，analysis and use［M］. Boston：Allyn and Bacon，1995：73 – 82.

［5］ NUNNALLY J C. Psychometric theory［M］. New York：McGraw-Hiil，1978.

［6］ 德威利斯. 量表编制理论与应用［M］.魏勇刚，龙长权，等译. 重庆：重庆大学出版社，2004.

［7］ CHEN S C，YEUNG J，CHREN M M. Scalpdex：a quality-of-life instrument for scalp dermatitis［J］. Arch Dermatol，2002，138（6）：803 – 807.

［8］ AUGUSTIN M，BLOME C，COSTANZO A，et al. Nail Assessment in Psoriasis and Psoriatic Arthritis（NAPPA）：development and validation of a tool for assessment of nail psoriasis outcomes［J］. Br J Dermatol，2014，170（3）：591 – 598.

［9］ 张文彤，董伟. SPSS 统计分析高级教程［M］.北京：高等教育出版社，2004.

［10］ 万崇华，禹玉兰，谭健烽，等. 生命质量研究导论——测定·评价·提升［M］. 北京：科学出版社，2016.

［11］ 方积乾. 医学统计学与电脑实验［M］.上海：上海科学技术出版社，2001.

附 录

附录一 Scalpdex 授 权 书

NON-EXCLUSIVE COPYRIGHT LICENSE AND USER AGREEMENT

This License Agreement is between Emory University through the Office of Technology Transfer, 1599 Clifton Road, 4th Floor, Atlanta, Georgia 30322, U.S.A. (hereinafter referred to as "Emory") and __The second college of clinical medicine of Guangzhou University of Chinese Medicine / Guangdong Provincial Hospital of Chinese Medicine__, an institute with principal offices located __111 Da De Road, Yuexiu District, Guangzhou, Guangdong Province, PR China (postal code: 510120)__, (hereinafter referred to along with its AFFILIATES and AGENTS as "Licensee.").

Emory owns a quality-of-life instrument (attached as Attachment A and hereinafter referred to as "ScalpDex"), developed by Emory employee Dr. Suephy Chen, MD (the "Author") and is engaged in the business of licensing the rights to use ScalpDex, including survey items and responses, scoring algorithms, and normative data to parties wishing to use ScalpDex in conjunction with projects or studies.

Subject to the terms of this Agreement, Emory is willing to grant rights to Licensee to reproduce and use ScalpDex in connection with the following study: __Quality of Life Assessment of Patients with Scalp Dermatitis: An psychometric study of the mainland Chinese Version of the Scalpdex__ (hereinafter referred to as "Study.").

In consideration of the mutual promises within this Agreement and Emory's willingness to grant the license rights defined below, Emory and Licensee agree as follows:

1. License Grant
Emory hereby grants to Licensee a non-exclusive, worldwide license to use the ScalpDex solely in the Study. Any use outside the Study is not permitted without written authorization from Emory. Emory shall provide Licensee copies of the ScalpDex in electronic, printable and reproducible form.

2. No Modification
Licensee shall not modify, abridge, condense, translate, adapt, recast or transform ScalpDex in any manner or form, including but not limited to any minor or significant change in wording or organization of ScalpDex, without the prior written agreement of Emory.

3. No Reproduction
Licensee shall not reproduce ScalpDex except for the limited purpose of generating sufficient copies for use in the above-mentioned translation as well as for backup purposes and shall in no event distribute copies of ScalpDex to third parties by sale, rental, lease, lending, or any others means.

4. Provision of data
Licensee will grant Emory limited access to the Study. Access will be limited to the following items (hereinafter referred to as the "Data."):
    a. insofar as such data is collected through the ScalpDex, Study subjects' age, sex, marital status, profession and work situation at baseline as well as any relevant clinical data at baseline that will facilitate the psychometric and clinical validation of ScalpDex;
    b. insofar as such data is collected through the ScalpDex, Study subjects' age, sex, marital status, profession and work situation upon Study completion as well as any relevant clinical data upon completion that will facilitate the psychometric and clinical validation of ScalpDex;.

5. **Publication**

In case of publication of Study results, Licensee shall cite Emory in the reference section of the publication. Licensee acknowledges and agrees that Emory has the right to reproduce and disseminate the Data for internal educational and research purposes and may incorporate the Data into works prepared by Emory or its representatives, subject to the confidentiality and publication provisions set forth herein. For the avoidance of doubt, Emory shall not be entitled to issue any publication containing Study results or other Confidential Information, belonging to Licensee.

6. **Payment**

This section intentionally omitted.

7. **Confidentiality**

All and any information communicated by either party or generated in the context hereof, in particular any data related to the ScalpDex including but not limited to the following: information concerning clinical investigations, creations, systems, materials, software, data and know-how, translations, improvements ideas, specifications, documents, records, notebooks, drawings, and any repositories or representation of such information, whether oral or in writing or software stored, are herein referred to as "Confidential Information." Confidential Information shall not include Confidential Information that a) either party can demonstrate by prior written records to have been within its possession prior to disclosure by the other party; or (b) which was in the public domain prior to disclosure by either party; or (c) which, after disclosure by either party, comes into the public domain through no fault of the receiving party; or (d) which is disclosed to either party by a third party having possession thereof and the right to make such disclosure

In consideration of the disclosure of any such Confidential Information to the other, and subject to the publication provisions in section 5, which permits Emory's dissemination of the Data, each party agrees to hold such Confidential Information in confidence and not divulge it, in whole or in part, to any third party except for the purpose specified in this agreement. Confidential Information shall only be protected during the term of this agreement and for three years thereafter. Each party also agrees to use any Confidential Information solely for the purposes of performance hereunder.

8. **Copyright**

Licensee agrees that it will maintain Emory University copyright mark on all copies of ScalpDex and will not at any time remove such copyright mark or place any other ownership representation on any copy of ScalpDex. Licensee agrees that failure to maintain Emory University copyright mark on all copies of ScalpDex will result in irreparable harm to Emory and Emory will be entitled to all remedies under copyright law, including but not limited to, actual and statutory damages and injunctive relief.

If, at any time during the term of this agreement, Licensee learns of any infringement by a third party of ScalpDex, Licensee shall promptly notify Emory. Emory will decide to institute or not proceedings against the infringing party. Emory shall ensure that, in any event, Licensee retains the right to continue using the ScalpDex.

9. **Remedies**

Licensee agrees that (a) Emory may be irreparably injured by a breach of this Agreement by Licensee; (b) money damages would not be an adequate remedy for any such breach; (c) as a remedy for any such breach Emory will be entitled to seek equitable relief, including injunctive relief and specific performance, without being required by Licensee to post a bond; and (d) such remedy will not be the exclusive remedy for any breach of this Agreement.

10. Use of name

Either party must obtain the prior written approval of the other prior to making use of its name, or any of its trade names, trademarks, service marks or other protectable indicia, or any of its employees' names for any purpose.

11. Copy to the author

It is understood that a copy of this Agreement may be provided to the Author.

12. Liability

Except in the case of fraud or intentional misconduct, neither Emory nor any of its employees shall be held liable for direct or consequential damage resulting from the use of the ScalpDex. ScalpDex IS LICENSED AS-IS, AND, except as expressly set forth herein, EMORY DISCLAIMS ANY REPRESENTATIONS OR WARRANTIES, EXPRESS OR IMPLIED, INCLUDING WITHOUT LIMITATION ANY REPRESENTATIONS OR WARRANTIES AS TO MERCHANTABILITY OR FITNESS FOR A PARTICULAR PURPOSE, RESPECTING ANY OF ScalpDex OR ANY OTHER MATTER RELATED TO THIS AGREEMENT. Licensee will hold Emory harmless from and indemnify Emory for any and all claims and causes of action arising out of Licensee's use of the ScalpDex and any matter or activities related thereto, including any attorneys' fees and related expenses incurred by Emory to evaluate, respond to, or defend any such claims or causes of action, without regard to whether formal proceedings have been instituted, except insofar as such claim or cause of action is due to Emory. Likewise, Emory shall hold Licensee harmless from and indemnify Licensee for any and all claims and causes of action arising out of Emory's breach or negligence hereunder and any matter or activities related thereto, including any attorneys' fees and related expenses incurred by Licensee to evaluate, respond to, or defend any such claims or causes of action, without regard to whether formal proceedings have been instituted, except insofar as such claim or cause of action is due to Licensee.

13. Term and termination

This Agreement shall be effective as the date of its signature by Licensee and shall terminate twelve (12) months thereafter.

Either party may terminate this Agreement immediately upon providing written notice to the other party in the event of: (a) the other party's failure to satisfy any of its obligations under this Agreement and to cure such failure within 10 days of having been notified of the failure or (b) upon the insolvency or bankruptcy of, or the filing of a petition in bankruptcy or similar arrangement by the other party.

Upon expiration or termination of this Agreement, each party may retain in its possession its own Confidential Information. Emory may retain the Data and, if necessary, Licensee agrees to deliver the Data promptly upon request by Emory. The obligations which by their terms survive termination, including, without limitation, the applicable ownership, confidentiality and indemnification provisions of this Agreement, shall survive termination hereof.

14. Assignment

This Agreement and any of the rights and obligations of Licensee cannot be assigned or transferred by Licensee to any third party other than a parent or affiliated entity or by operation of law, except with the written consent of Emory.

15. Entire Agreement, Modification, Enforceability

The entire agreement hereto is contained herein and this Agreement cancels and supersedes all prior agreements, oral or written, between the parties hereto with the respect to the subject matter hereof. This Agreement or any of its terms may not be changed or amended except by written document and the failure by either party hereto to enforce any or all of the provision(s) of this Agreement shall not be deemed a waiver or an amendment of the same and shall not prevent future enforcement thereof.

If any one or more of the provisions or clauses of this Agreement are adjudged by a court to be invalid or unenforceable, this shall in no way prejudice or affect the binding nature of this Agreement as a whole, or the validity or enforceability of each/and every other provision of this Agreement.

16. Governing law
This Agreement shall be governed by and construed in accordance with the laws of the State of Georgia.

17. Forum
Emory may initiate any dispute arising from this License Agreement, including without limitation its validity, interpretation, performance, or termination, and any consequences thereof, in the United States District Court for the Northern District of Georgia, if subject matter jurisdiction is available, or within the courts of DeKalb County, Georgia. Licensee hereby waives any and all objections relating to jurisdiction or venue for any suit initiated in one of the foregoing forums, including lack of personal jurisdiction, improper venue, forum non conveniens, and transfer for the parties' convenience.

IN WITNESS WHEREOF, the party hereto has caused this Agreement to be executed by its duly authorized representative as of the date first above written.

EMORY UNIVERSITY   LICENSEE

By: _____   By: _____Ping XIA_____

Title: _____   Title: __Dr._____

Date: ____1-21-14_____   Date: __14, January, 2014__

LIC. 14. 017

附录二　NAPPA 授 权 书

Agreement on the use of a scientific questionnaire
Reference: FB_113

Between　　Dr. Xia Ping

The second college of clinical medicine of Guangzhou University of Chinese Medicine

111 Dade Road, Yuexiu Area, Guangzhou, PR China (postal code: 510120)

(hereinafter referred to as the Licensee)

and　　　 Augustin UG

Bredengrund 15

21149 Hamburg, Germany

(hereinafter referred to as the Licensor)

the following agreement on the use of scientific questionnaire(s) has been made:

1. The following questionnaires shall be provided by the Licensor for use by the Licensee:
   - **NAPPA (Nail Assessment in Psoriasis and Psoriatic Arthritis)**

in the following language:
   - **English (UK)**

2. Use of the questionnaire will be free of charge.

3. This Agreement exclusively concerns the following study/project and/or the following project:

   crosscultural adaptation, validation study on the psychometric properties, and further studies on the Mainland Chinese version of NAPPA

4. This Agreement grants the Licensee the right to use the specified versions of the questionnaires for the specified project for a limited period of time. The Licensee undertakes to use the questionnaire only for the purposes of the aforementioned study. Changes to the scope and content of the questionnaire or to the layout are explicitly not permitted. The questionnaire(s) provided shall remain the property of the Licensor at all times. The right of use is limited in time to the duration of use of the questionnaires in the specified study/the specified project.

Term of the licence: January 2014 - December 2017

5. The Licensor undertakes to provide a user manual for the questionnaire(s). He assigns the right to primary use of the data and results created in the course of the specified study to the Licensee.

6. The Licensee will provide a detailed written report on the cross-cultural adaptation process which includes forward translation, synthesis, back translation, expert committee, and patient testing (pretesting).

Hamburg, dated 08.4.2014　　　Guang zhou　　dated 31. March 2014

C Augustin　　　　　　　　Dr. Xia Ping

附录三　Scalpdex 跨文化调适

1. 目标语言的正向翻译

译者：Li Yan（李艳），Ni Xiaojia（倪小佳）。

目标语言的正向翻译

源量表条目	正向翻译版本 T-1	正向翻译版本 T-2
1. My scalp hurts	我头皮痛	我头皮疼痛
2. My scalp condition makes me feel depressed	我的头皮状况令我感到抑郁	头皮的情况令我感到抑郁
3. My scalp itches	我头皮痒	我头皮瘙痒
4. I am ashamed of my scalp condition	为头皮状况我感到羞愧	我因头皮的情况感到羞愧
5. I am embarrassed by my scalp condition	为头皮状况我感到尴尬	我因头皮的情况感到尴尬
6. I am frustrated by my scalp condition	为头皮状况我感到受挫	我因头皮的情况感到气馁
7. I am humiliated by my scalp condition	为头皮状况我感到低人一等	我因头皮的情况感到自卑
8. My scalp bleeds	头皮出血	我头皮出血
9. I am annoyed by my scalp condition	头皮状况令我烦恼	我因头皮的情况感到烦恼
10. I am bothered by the appearance of my scalp condition	头皮外观令我感到烦扰	我因头皮的外观感到困扰
11. My scalp condition makes me feel self-conscious	头皮状况令我感到不自在	头皮的情况令我感到不自在
12. I am bothered that my scalp is incurable	头皮治不好很困扰我	我因头皮不能治愈感到困扰
13. My scalp condition affects how I wear my hair（hairstyle，hats）	头皮状况影响我修饰头发（发型、帽子）	头皮的情况影响我处理头发（做发型，戴帽子）

续上表

源量表条目	正向翻译版本 T-1	正向翻译版本 T-2
14. I am bothered by people's questions about my scalp condition	人们问我关于头皮的事会令我困扰	我因人们询问我头皮的情况感到困扰
15. My scalp condition affects the color of clothes I wear	头皮状况影响我穿衣的颜色	头皮的情况影响我穿衣的颜色
16. I am bothered by the persistence/reoccurrence of my scalp condition	头皮一直不好或者反复发作很让我困扰	我因头皮情况的持续与复发感到困扰
17. I feel stressed about my scalp condition	头皮状况令我有压力	我因头皮的情况感到紧张
18. Caring for my scalp condition is inconvenient for me	经常护理头发令我感到不方便	护理头皮让我感到不方便
19. I feel that my knowledge about caring for my scalp is adequate	我感觉我懂得怎样护理头皮	我感觉护理头皮的知识充分
20. The cost of caring for my scalp condition bothers me	护理头皮的花费困扰我	护理头皮的费用困扰着我
21. My scalp condition makes my daily life difficult	头皮状况令我日常生活感到困难	头皮的情况给我日常生活造成了困难
22. My scalp condition makes me feel different from others	因为头皮状况，我觉得与别人不一样	头皮的情况让我感到与他人不同
23. My scalp condition makes it hard to go to the hairdresser	头皮状况令我不愿意去理发	头皮的情况让我难以理发美发
回应类别的翻译		
never seldom sometimes often always	从不 很少 有时 经常 总是	从不 很少 有时 经常 总是

2. 对 2 种正向翻译版本的综合与协调（版本 T-12）

（1）翻译综合协调员：Wu Da-rong（吴大嵘）。

正向翻译版本的综合与协调

源量表条目	正向翻译版本（T-12）
1. My scalp hurts	我头皮痛
2. My scalp condition makes me feel depressed	我头皮的状况令我感到抑郁
3. My scalp itches	我头皮痒
4. I am ashamed of my scalp condition	我因头皮的状况感到羞愧
5. I am embarrassed by my scalp condition	我因头皮的状况感到尴尬
6. I am frustrated by my scalp condition	我因头皮的状况感到气馁
7. I am humiliated by my scalp condition	我因头皮的状况感到低人一等
8. My scalp bleeds	我头皮出血
9. I am annoyed by my scalp condition	我因头皮的状况感到烦恼
10. I am bothered by the appearance of my scalp condition	我因头皮的外观感到困扰
11. My scalp condition makes me feel self-conscious	我因头皮的状况感到不自在
12. I am bothered that my scalp is incurable	我因头皮不能治愈感到困扰
13. My scalp condition affects how I wear my hair（hairstyle, hats）	头皮的状况影响我打理头发（发型、帽子）
14. I am bothered by people's questions about my scalp condition	我因人们问我关于头皮的状况感到困扰
15. My scalp condition affects the color of clothes I wear	头皮的状况影响我穿衣的颜色
16. I am bothered by the persistence/reoccurrence of my scalp condition	我因头皮状况一直不好或反复发作感到困扰
17. I feel stressed about my scalp condition	我因头皮的状况感到有压力
18. Caring for my scalp condition is inconvenient for me	护理头皮令我感到不便
19. I feel that my knowledge about caring for my scalp is adequate	我感觉我护理头皮的知识是足够的
20. The cost of caring for my scalp condition bothers me	护理头皮的费用困扰着我
21. My scalp condition makes my daily life difficult	头皮的状况令我的日常生活感到困难
22. My scalp condition makes me feel different from others	头皮的状况令我觉得与别人不一样
23. My scalp condition makes it hard to go to the hairdresser	头皮的状况令我不愿意去理发

续上表

源量表条目	正向翻译版本（T-12）
回应类别的翻译	
never	从不
seldom	很少
sometimes	有时
often	经常
always	总是

（2）综合差异报告的过程（创建 T-2 的第Ⅱ阶段处理）。

综合差异报告

争论点（具体条目内容及问题描述）	解决方法
"Humiliated" in item 7 means suffer a loss of respect, however, here, we think that from item 4 to item 7, the words have a progressive relation, which means that "embarrassed" should have a worse meaning than "ashamed", "frustrated" has a worse meaning than "embarrassed", so "humiliated" should have a worst meaning. However, if we translated it as suffer a loss of respect, it may not reflect as a worst meaning here	So we translated it as "feel inferior". "Feel inferior" can be regarded as a deeper meaning of "humiliated", and in Chinese, "feel inferior" is absolutely worse than "frustrated"

3. 目标语言的反向翻译

译者：Shelley Ochs（欧阳珊婷），Hunter Hu（胡杨）。

目标语言的反向翻译

源量表条目	反向翻译版本（BT-1）	反向翻译版本（BT-2）
1. 我头皮痛	My scalp hurts	I have scalp pain
2. 我头皮的状况令我感到抑郁	The condition of my scalp makes me feel depressed	The condition of my scalp makes me feel depressed
3. 我头皮痒	My scalp itches	My scalp itch
4. 我因头皮的状况感到羞愧	The condition of my scalp makes me feel ashamed	I feel ashamed because of my scalp condition
5. 我因头皮的状况感到尴尬	The condition of my scalp makes me feel awkward	I feel embarrassed because of my scalp condition
6. 我因头皮的状况感到气馁	The condition of my scalp makes me feel discouraged	I feed discouraged because of my scalp condition

续上表

源量表条目	反向翻译版本（BT-1）	反向翻译版本（BT-2）
7. 我头皮出血	My scalp bleeds	My scalp bleeds
8. 我因头皮的状况感到低人一等	The condition of my scalp makes me feel that I am not as good as other people	I feel less than others because of my scalp condition
9. 我因头皮的状况感到烦恼	The condition of my scalp makes me feel upset	I feel troubled because of my scalp condition
10. 我因头皮的外观感到困扰	The appearance of my scalp bothers me	I am bothered by the appearance of my scalp
11. 我因头皮的状况感到不自在	The condition of my scalp makes me feel uncomfortable	I feel uncomfortable because of my scalp condition
12. 我因头皮不能治愈感到困扰	Not being able to cure my condition makes be feel upset	I am bothered because my scalp cannot be cured
13. 头皮的状况影响我打理头发（发型、帽子）	My scalp condition effects the way I style my hair（hairstyle，wearing a hat）	The condition of my scalp affects how I groom my hair（hair style，hats）
14. 我因人们问我关于头皮的状况感到困扰	I am bothered by people asking me about the condition of my scalp	I feel uncomfortable because people question my scalp condition
15. 头皮的状况影响我穿衣的颜色	My scalp condition influences my choice of clothing colors	The choice of color of my clothing is affected by my scalp condition
16. 我因头皮状况一直不好或反复发作感到困扰	It bothers me that my condition is always like this or continuously recurs	I feel troubled because of the continuous bad scalp condition and its recurrence
17. 我因头皮的状况感到有压力	The condition of my scalp causes me stress	I feel pressure because of the scalp condition
18. 护理头皮令我感到不便	I feel that the treatments for my scalp are inconvenient	Tending to my scalp makes me feel inconvenient
19. 我感觉我护理头皮的知识是足够的	My knowledge of how to take care of my scalp is adequate	I feel that I have sufficient knowledge towards the care for my scalp
20. 护理头皮的费用困扰着我	The cost of taking care of my scalp is a burden to me	The expenses for the care of my scalp trouble me
21. 头皮的状况令我的日常生活感到困难	The condition of my scalp interferes with my daily life	The scalp condition makes everyday living difficult for me

续上表

源量表条目	反向翻译版本（BT-1）	反向翻译版本（BT-2）
22. 头皮的状况令我觉得与别人不一样	The condition of my scalp makes me feel different from other people	The scalp condition makes me feel different from others
23. 头皮的状况令我不愿意去理发	The condition of my scalp makes me reluctant to go to a hair salon	The scalp condition makes me unwilling to receive a hair-cut
回应类别的翻译		
从不 很少 有时 经常 总是	Never Seldom Sometimes Frequently always	Never Seldom Sometimes Often Always

4. 专家委员会

（1）成员。

专家委员会成员

角色	名字
方法学专家	欧爱华
临床医生	卢传坚、闫玉红
正向翻译者 1	李艳
正向翻译者 2	倪小佳
综合协调员	吴大嵘
反向翻译者 1	欧阳珊婷
反向翻译者 2	胡杨
语言学专家	杨波

（2）差异与解决方案的报告。

差异与解决方案的报告

争议（具体条目内容及问题描述）	解决方案
Item 6. I'm frustrated by my scalp condition. 　　The experts had discrepancy in whether "discouraged" or "defeated" is closer to the meaning of the word "frustrated"	In this item, after discussion, all the experts reached the agreement that the word "frustrated" means disappointedly, unsuccessful. So we translate the word "frustrated" as "defeated"

续上表

争议（具体条目内容及问题描述）	解决方案
Item 7. I'm humiliated by my scalp condition. The experts had difficulty in whether understanding the word "humiliated" as "inferior to others" is proper	In this item, after discussion, all the experts agreed to translate the word "humiliated" as "feel inferior", which could be regarded as a deeper meaning of "humiliated"
Appeared in item 10, item 12, item 14 and item 16, the word "bother" aroused discussion in experts that whether to regard it as "puzzled, haunted" or "worried, confused" is more proper	In this item, considering the word "bother" is involved in several items, all the experts finally agreed to translate "bother" as "puzzled or haunted", for which has the meaning both in psychology and behavior

附录四　Scalpdex 中文版（预调查版）

填表说明：本量表用来描述过去四周您的头皮银屑病对您生活质量的影响。请您根据自己的第一反应回答这些问题，在相应的选项上打"√"。我们对所有答案都会保密，并做匿名分析。

在过去的四周中，以下问题对您造成困扰的频率是	从不	很少	有时	经常	总是
1. 我头皮痛	○	○	○	○	○
2. 我头皮的状况令我感到郁闷	○	○	○	○	○
3. 我头皮痒	○	○	○	○	○
4. 我因头皮的状况感到羞愧	○	○	○	○	○
5. 我因头皮的状况感到尴尬	○	○	○	○	○
6. 我因头皮的状况感到受挫	○	○	○	○	○
7. 我因头皮的状况感到低人一等	○	○	○	○	○
8. 我头皮出血	○	○	○	○	○
9. 我因头皮的状况感到懊恼	○	○	○	○	○
10. 我因头皮的外观感到困扰	○	○	○	○	○
11. 我因头皮的状况感到不自在	○	○	○	○	○
12. 我因头皮不能治愈感到困扰	○	○	○	○	○
13. 头皮的状况影响我打理头发（发型、帽子）	○	○	○	○	○
14. 我因人们问我关于头皮的状况感到困扰	○	○	○	○	○
15. 头皮的状况影响我穿衣的颜色	○	○	○	○	○
16. 我因头皮状况一直不好或反复发作感到困扰	○	○	○	○	○
17. 我因头皮的状况感到有压力	○	○	○	○	○
18. 护理头皮令我感到不便	○	○	○	○	○
19. 我感觉我护理头皮的知识是足够的	○	○	○	○	○
20. 护理头皮的费用让我困扰	○	○	○	○	○
21. 头皮的状况给我的日常生活带来不便	○	○	○	○	○
22. 头皮的状况令我觉得与别人不一样	○	○	○	○	○
23. 头皮的状况令我不愿意去理发	○	○	○	○	○

附录五　NAPPA 跨文化调适

1. 正向翻译

译者 1：Li Yan（李艳）。

译者 2：Ni Xiaojia（倪小佳）。

生命质量量表（NAPPA-QOL）

源量表条目	正向翻译版本（T-1）	正向翻译版本（T-2）
Instructions：This questionnaire serves to describe your quality of life with nail psoriasis on hands and/or feet over the past week	指导语：本量表旨在描述患有银屑病手指甲或足趾甲的您的生活质量	引导语：这份量表是用来描述您过去一周关于银屑病甲（指甲和/或趾甲）的生活质量
Please answer the questions carefully, yet spontaneously. All responses will be treated confidentially and analysed anonymously	请仔细但自然地回答这些问题。所有的回答都被保密而且匿名分析结果	请仔细阅读这些问题，并根据自己的第一反应进行回答。我们会对所有的答案进行保密和匿名分析
In the past week，how much did the nail psoriasis make you suffer from…	过去的一周，银屑病甲有多么令您苦于……	在过去的一周，甲银屑病让您遭受_____（以下不适）的程度是：
1. itchy fingers/toes	1. 手指或脚趾痒	1. 手指/脚趾瘙痒
2. pain or other abnormal sensations in the fingers/toes	2. 手指或脚趾疼痛或者其他不正常的感觉	2. 手指/脚趾疼痛或其他异常的感觉
3. reduced strength of the nails（e.g. brittle，thin，atrophied or coming off）	3. 指（趾）甲硬度下降（如脆、薄、萎缩或者脱落）	3. 减弱指（趾）甲的硬度（如易脆，或变薄，或萎缩，或脱落）
4. symptoms such as hardened, thickened or raised nails	4. 症状，如硬化、变厚或者指（趾）甲突起	4. 如指（趾）甲变硬、变厚或甲床增高的症状
5. changed appearance of your nails	5. 指（趾）甲外观改变	5. 改变指（趾）甲的外观

续上表

源量表条目	正向翻译版本（T-1）	正向翻译版本（T-2）
6. difficulty in gripping things	6. 抓东西困难	6. 抓取东西困难
7. How different do your nails now look？	7. 您的指（趾）甲看起来有怎样不同	7. 现在您的指（趾）甲看起来有什么不同
In each line，please mark the box that best describes how the statement applied to you in the past week	在每一行，请您标注最能描述您过去一周情况的部分	请在每行标记出最能描述您过去一周情况的方框
8. My nail psoriasis makes care of my nails difficult	8. 银屑病指（趾）甲让护理指（趾）甲变得很难	8. 甲银屑病使我指（趾）甲护理困难
9. I often catch my nails on things	9. 指（趾）甲经常刮到东西	9. 我的指（趾）甲经常勾到东西
10. My nail psoriasis makes working with my hands difficult	10. 银屑病指（趾）甲使得我用手工作困难	10. 甲银屑病使我用手干活困难
11. I cannot lead a normal working life because of my nail psoriasis	11. 因为银屑病指（趾）甲我不能正常工作生活	11. 因为甲银屑病，我无法进行正常的工作
12. My leisure and sports activities are restricted by my nail psoriasis	12. 银屑病指（趾）甲限制我的休闲和体育活动	12. 甲银屑病限制了我的休闲活动和运动
13. Nail psoriasis is a burden on my relationship. Or：currently not in a relationship	13. 银屑病指（趾）甲对我的关系是个负担。或者：现在都缺乏关系	13. 甲银屑病对我恋爱是一种负担。（或：现在没有谈恋爱。）
14. I avoid touching other people because of the nail psoriasis	14. 因为银屑病指（趾）甲，我避免触碰别人	14. 因为甲银屑病，我要避免触碰他人
15. I try to hide my nails	15. 我尝试藏起我的指（趾）甲	15. 我试着把指（趾）甲藏起来
16. I am embarrassed by the way my nails look	16. 我指（趾）甲的样子令我尴尬	16. 我因为指（趾）甲的样子感到尴尬
17. My nails look ugly	17. 我指（趾）甲看起来丑陋	17. 我的指（趾）甲不好看
18. I have the feeling that other people react negatively to me because of my nail psoriasis	18. 因为银屑病指（趾）甲，我感觉其他人做出负面反应	18. 我感觉，因为银屑病指（趾）甲，他人对我反应消极

续上表

源量表条目	正向翻译版本（T-1）	正向翻译版本（T-2）
19. I have the feeling that other people stare at my nails	19. 我感觉其他人盯着我指（趾）甲看	19. 我感觉，别人在盯着我的指（趾）甲
20. I feel depressed or less self-confident due to the nail psoriasis	20. 因为银屑病指（趾）甲，我感到抑郁或者不太自信	20. 因为甲银屑病，我感到抑郁或缺乏自信
Please check once more if you have exactly marked each statement with an 'X'	请再次检查，您是否已经用"X"准确标注了每项描述	请再检查一遍，您是否在每个条目都用"X"做了标记
回应类别的翻译		
not at all somewhat moderately quite very	完全没有 有点 中度 相当 非常	一点都不 有点 中等 相当 非常

治疗效果的重要性（NAPPA-PBI，第一部分）

源量表条目	正向翻译版本（T-1）	正向翻译版本（T-2）
Instructions：With the following questions, we would like to find out how important the stated goals are for you personally with regard to the current treatment of the nail psoriasis on your hands and/or feet	指导语：通过下列问题，我们想了解对于您个人而言，针对银屑病指（趾）甲现在的治疗，您既定目标的重要程度	引导语：我们想要在下面的问题中找到，这些针对当前银屑病甲（手指/脚趾）治疗列出的目标对您个人有多重要
For each of the following statements, please mark how important this treatment goal is to you	针对每一个陈述，请标注此治疗对于您的重要程度	这个治疗目标对您有多重要，请在每个条目中标记出来
If a statement does not apply to you, e.g. because you do not work (Question 11), please mark "*does not apply to me*"	如果描述不适合您，如：因为您不工作（问题11），请标注"不适合我"	如果某个条目不适用您，如因为您没有工作（问题11），请在"不适用我"处标记出来

续上表

源量表条目	正向翻译版本（T-1）	正向翻译版本（T-2）
As a result of therapy, how important is it for you to…	作为治疗结果，此治疗对您的重要性是……	作为治疗的效果，_____ 对您有多重要
1. no longer have itchy fingers/toes	1. 指（趾）不再痒	1. 手指/脚趾不再瘙痒
2. no longer have any pain or other discomfort in fingers/toes	2. 指（趾）不再有任何疼痛或者不适	2. 手指/脚趾不再疼痛或有其他的不舒服
3. have firm nails (i.e. not brittle, thin, atrophied or coming off)	3. 指（趾）甲坚固（如不脆、薄、萎缩或者脱落）	3. 有结实的指（趾）甲（如不易脆、不薄、不会萎缩或脱落）
4. no longer have hardened, thickened or raised nails	4. 指（趾）甲不再硬化、变厚或者突起	4. 指（趾）甲不再变硬、变厚或甲床增高
5. have normal looking nails	5. 指（趾）外观正常	5. 指（趾）甲外观正常
6. be able to grip things normally	6. 可以正常抓到东西	6. 能正常地抓取东西
7. be cured of all nail changes	7. 指（趾）甲变化都可以被治愈	7. 指（趾）甲所有的改变都能被治愈
8. have less bother with looking after my nails	8. 护理指（趾）甲没那么麻烦	8. 照料指（趾）甲的麻烦减少
9. no longer catch my nails on objects	9. 指（趾）甲不再刮到东西	9. 指（趾）甲不再勾到东西
10. not be restricted in doing things with your hands	10. 用手做事不再受限	10. 用手干活不再受限
11. be able to lead a normal working life	11. 可以过正常的工作生活	11. 能够正常地工作
12. be able to pursue normal leisure and sports activities	12. 可以从事正常的休闲或者体育活动	12. 能够正常开展休闲活动和运动
13. have less of a strain on your relationship	13. 关系不那么扭曲	13. 对恋爱关系的压力减小
14. feel comfortable touching other people	14. 触碰他人感到自在	14. 触碰他人时感觉自在
15. no longer have to hide your nails	15. 不再不得不藏起指（趾）甲	15. 不再隐藏指（趾）甲

续上表

源量表条目	正向翻译版本（T-1）	正向翻译版本（T-2）
16. no longer have to be ashamed of your nails	16. 不再为指（趾）甲感到羞愧	16. 不再为您的指（趾）甲感到羞愧
17. no longer have ugly nails	17. 不再有丑陋的指（趾）甲	17. 指（趾）甲不再难看
18. not experience negative reactions from others	18. 不再体验来自他人的负面反应	18. 不再经历别人的消极反应
19. perceive fewer people staring at your nails	19. 感到没多少人盯着您指（趾）甲	19. 觉察到盯着您指（趾）甲的人少一些
20. feel better emotionally	20. 感到情绪变好	20. 情感上好受一些
21. find a clear diagnosis and therapy	21. 发现诊断与治疗明确	21. 找出清楚的诊断和治疗
22. experience a rapid improvement of your nails	22. 体验到指（趾）甲快速改善	22. 经历指（趾）甲好转迅速
23. gain control of your disease	23. 您的疾病得到控制	23. 您的病得到控制
24. have confidence in the therapy	24. 对治疗有信心	24. 对治疗有信心
Please check once more if you have exactly marked each statement with an 'X'	请再次检查，您是否已经用"X"准确标注了每项描述	请再检查一遍，您是否在每个条目都用"X"做了标记
回应类别的翻译		
not at all	完全没有	一点都不
somewhat	有点	有点
moderately	中度	中等
quite	相当	相当
very	非常	非常
does not apply to me	不适合我	不适用我

治疗效果（受益）（NAPPA-PBI，第二部分）

源量表条目	正向翻译版本（T-1）	正向翻译版本（T-2）
Instructions：Please state the type of treatment for nail psoriasis（hands and/or feet）you are currently undergoing（or underwent over the last 12 months）	指导语：请描述您正在（或者过去 12 个月）接受治疗银屑病甲（手和/或足）的方法类型	引导语：请指出您现在银屑病甲（手指/脚趾）的治疗类型（或在过去的 12 个月内采用的）
Treatment： 　Since when? 　No treatment of the nail psoriasis over the last 12 months（→ please continue on the next page！）	治疗： 　从何时开始? 　在过去的 12 个月里，没有治疗银屑病甲（→请转到下一页！）	治疗： 　何时开始? 　在过去的 12 个月内没有治疗（→请转到下一页）
Please mark each of the following statements according to the extent that these treatment goals were achieved, thereby indicating if the treatment has benefited you	请根据您这些治疗目标所达到的程度，标注如下描述，由此表明这些治疗是否对您有帮助	请在每个条目标记出这些治疗目标达到的程度，从而表明治疗是否对您有益
If a statement did not apply to you, e. g. because you were not working（Question 11），please mark "did not apply to me"	如果这些描述不适合您，如：因为我不工作（问题 11），请标注"不适合我"	如果某个条目不适用您，例如因为您没有工作（问题 11），请在"不适用我"标记出来
So far the treatment has helped me to…	到目前为止，治疗已经帮助我……	到目前为止，这个治疗帮助我_____
1. no longer have itchy fingers/toes	1. 指（趾）不再痒	1. 手指（脚趾）不再瘙痒
2. no longer have any pain or other discomfort in fingers/toes	2. 指（趾）不再有任何疼痛或者不适	2. 手指/脚趾不再疼痛或有其他的不舒服
3. have firm nails（i. e. not brittle, thin, atrophied or coming off）	3. 指（趾）甲坚固（如不脆、薄、萎缩或者脱落）	3. 有结实的指（趾）甲（例如，不易脆、不薄、不会萎缩或脱落）
4. no longer have hardened, thickened or raised nails	4. 指（趾）不再硬化、变厚或者突起	4. 指（趾）甲不再变硬、变厚或甲床增高

续上表

源量表条目	正向翻译版本（T-1）	正向翻译版本（T-2）
5. have normal looking nails	5. 指（趾）甲外观正常	5. 指（趾）甲外观正常
6. be able to grip things normally	6. 可以正常抓到东西	6. 能正常地抓取东西
7. be cured of all nail changes	7. 指（趾）甲变化都可以治愈	7. 指（趾）甲所有的改变都能治愈
8. have less bother with looking after my nails	8. 护理指（趾）甲没那么麻烦	8. 照料指（趾）甲的麻烦减少
9. no longer catch my nails on objects	9. 指（趾）甲不再刮到东西	9. 指（趾）甲不再勾到东西
10. not be restricted in doing things with my hands	10. 用手做事不再受限	10. 用手干活不再受限
11. be able to lead a normal working life	11. 可以过正常的工作生活	11. 能够正常地工作
12. be able to pursue normal leisure and sports activities	12. 可以从事正常的休闲或者体育活动	12. 能够正常开展休闲活动和运动
13. have less of a strain on my relationship	13. 关系不那么扭曲	13. 对恋爱关系的压力减小
14. feel comfortable touching other people	14. 触碰他人感到自在	14. 触碰别人感觉自在
15. no longer have to hide your nails	15. 不再不得不藏起指（趾）甲	15. 不再隐藏指（趾）甲
16. no longer have to be ashamed of my nails	16. 不再为指（趾）甲感到羞愧	16. 不再为你的指（趾）甲感到羞愧
17. no longer have ugly nails	17. 不再有丑陋的指（趾）甲	17. 指（趾）甲不再难看
18. not experience negative reactions from others	18. 不再体验来自他人的负面反应	18. 不再经历别人的消极反应
19. perceive fewer people staring at my nails	19. 感到没多少人盯着我的指（趾）甲	19. 觉察到盯着您指（趾）甲的人少一些
20. feel better emotionally	20. 感到情绪变好	20. 情感上好受一些
21. find a clear diagnosis and therapy	21. 发现诊断与治疗明确	21. 找出清楚的诊断和治疗

续上表

源量表条目	正向翻译版本（T-1）	正向翻译版本（T-2）
22. experience a rapid improvement of your nails	22. 体验到指（趾）甲快速改善	22. 经历指（趾）甲好转迅速
23. gain control of your disease	23. 您的疾病得到控制	23. 您的病得到控制
24. have confidence in the therapy	24. 对治疗有信心	24. 对治疗有信心
Please check once more if you have exactly marked each statement with an 'X'	请再次检查，您是否已经用"X"准确标注了每项描述	请再检查一遍，您是否在每个条目都用"X"做了标记
回应类别的翻译		
not at all somewhat moderately quite very did not apply to me	完全没有 有点 中度 相当 非常 不适合我	一点都不 有点 中等 相当 非常 不适用我

指（趾）甲银屑病的临床严重程度（NAPPA-CLIN）

源量表条目	正向翻译版本（T-1）	正向翻译版本（T-2）
Instructions：Please indicate how many quadrants（0～4）of the nail are affected by a nail matrix psoriasis（leukonychia, red spots, dots, nail plate crumbling）and how many quadrants are affected by psoriasis of the nail bed（oil drop, splinter haemorrhage, subungual hyperkeratosis, onycholysis）	指导语：请表明指甲表面［白甲、红点、斑点、指（趾）甲板脱落］对指甲影响几个象限（0～4）和甲床（油点?，裂片状出血，甲下角化过度，甲剥离）影响几个象限	引导语：请指出有多少个象限（0～4）受到甲基银屑病的影响［白甲、红斑、（凹陷）点、甲板剥落］和多少的象限受到甲床银屑病的影响（油滴状污点、裂片状出血、甲壁角化过度、甲脱离）
 4 quadrants	4 个象限	 4 个象限

续上表

源量表条目	正向翻译版本（T-1）	正向翻译版本（T-2）
Please record the severity of nail psoriasis for only the worst affected finger and for the least affected finger	请记录影响最严重和最少受影响的手指的严重程度	请记录受甲银屑病影响最重和最轻的手指的严重程度
left hand little finger ring finger middle finger index finger thumb	左手 小指 无名指 中指 食指 拇指	左手 小指 无名指 中指 食指 拇指
right hand thumb index finger middle finger ring finger little finger	右手 拇指 食指 中指 无名指 小指	右手 拇指 食指 中指 无名指 小指
Please record the severity of nail psoriasis for only the worst affected toe and the least affected toe:	请记录影响最严重和最少受影响的足趾的严重程度	请记录受甲银屑病影响最重和最轻的脚趾的严重程度
left foot little toe（D. minimus） Digitus Ⅳ Digitus Ⅲ Digitus Ⅱ big toe（hallux）	左足 小趾（最小的） 第四足趾 第三足趾 第二足趾 拇趾	左脚 小趾 第四趾 第三趾 第二趾 拇趾
right foot big toe（hallux） Digitus Ⅱ Digitus Ⅲ Digitus Ⅳ little toe（D. minimus）	右足 拇趾 第二足趾 第三足趾 第四足趾 小趾（最小的）	右脚 拇趾 第二趾 第三趾 第四趾 小趾

续上表

源量表条目	正向翻译版本（T-1）	正向翻译版本（T-2）
Number of affected quadrants	影响象限的数量	受影响的象限数目
回应类别的翻译		
matrix bed	指（趾）甲表面 甲床	甲基 甲床

2. 两个正向翻译版本的综合协调（T-12）

语言协调者：吴大嵘。

生命质量量表（NAPPA-QOL）

源量表条目	正向翻译版本（T-1）
Instructions：This questionnaire serves to describe your quality of life with nail psoriasis on hands and/or feet over the past week	指导语：本量表用来描述过去一周银屑病甲对您生命质量的影响
Please answer the questions carefully, yet spontaneously. All responses will be treated confidentially and analysed anonymously	请仔细地并根据自己的第一反应回答这些问题，所有的答案都会被保密而且匿名分析
In the past week, how much did the nail psoriasis make you suffer from…	过去的一周，以下问题中银屑病甲让您感受不适的程度
1. itchy fingers/toes	1. 手指/脚趾痒
2. pain or other abnormal sensations in the fingers/toes	2. 手指/脚趾疼痛或其他异常感觉
3. reduced strength of the nails (e.g. brittle, thin, atrophied or coming off)	3. 指（趾）甲硬度下降（如脆、薄、萎缩或脱落）
4. symptoms such as hardened, thickened or raised nails	4. 症状，如变硬、变厚或指（趾）甲突起
5. changed appearance of your nails	5. 指（趾）甲外观改变
6. difficulty in gripping things	6. 抓东西困难
7. How different do your nails now look?	7. 现在您的指（趾）甲看起来有什么不同

续上表

源量表条目	正向翻译版本（T-1）
In each line，please mark the box that best describes how the statement applied to you in the past week	请在每行标记出最能描述您过去一周情况的方框
8. My nail psoriasis makes care of my nails difficult	8. 银屑病甲使我护理指（趾）甲困难
9. I often catch my nails on things	9. 我指（趾）甲经常刮到东西
10. My nail psoriasis makes working with my hands difficult	10. 银屑病甲使得我用手干活困难
11. I cannot lead a normal working life because of my nail psoriasis	11. 因为银屑病甲，我无法进行正常的工作
12. My leisure and sports activities are restricted by my nail psoriasis	12. 银屑病甲限制了我的休闲和体育活动
13. Nail psoriasis is a burden on my relationship. *Or*：O currently not in a relationship	13. 银屑病甲对我谈恋爱是一种负担。（或：打"O"表示现在没有谈恋爱。）
14. I avoid touching other people because of the nail psoriasis	14. 因为银屑病甲我避免触碰他人
15. I try to hide my nails	15. 我尝试藏起我的指（趾）甲
16. I am embarrassed by the way my nails look	16. 我指（趾）甲的样子令我尴尬
17. My nails look ugly	17. 我指（趾）甲不好看
18. I have the feeling that other people react negatively to me because of my nail psoriasis	18. 因为银屑病甲，我觉得其他人对我不友好
19. I have the feeling that other people stare at my nails	19. 我觉得其他人盯着我的指（趾）甲看
20. I feel depressed or less self-confident due to the nail psoriasis	20. 因为银屑病甲，我感到抑郁或缺乏自信
Please check once more if you have exactly marked each statement with an 'X'	请再检查一遍，您是否在每个条目都用"X"做了标记
回应类别的翻译	
not at all somewhat moderately quite very	根本没有 有点 中等 相当 非常

治疗效果的重要性（NAPPA-PBI，第一部分）

源量表条目	正向翻译版本（T-1）
Instructions：With the following questions，we would like to find out how important the stated goals are for you personally with regard to the current treatment of the nail psoriasis on your hands and/or feet	指导语：通过下列问题，我们想了解对于您个人而言，针对银屑病指（趾）甲现在的治疗，您既定目标的重要程度
For each of the following statements，please mark how important this treatment goal is to you	针对以下每个问题，请标出此治疗目标对于您的重要程度
If a statement does not apply to you，e. g. because you do not work（Question 11），please mark "*does not apply to me*"	如果某个问题对您不适用，如因为您不工作（问题 11），请选择"对我不适用"这一选项
As a result of therapy，how important is it for you to...	以下这些治疗结果，对您有多重要
1. no longer have itchy fingers/toes	1. 手指（脚趾）不再痒
2. no longer have any pain or other discomfort in fingers/toes	2. 手指/脚趾不再有任何疼痛或其他不适
3. have firm nails（i. e. not brittle，thin，atrophied or coming off）	3. 指（趾）甲坚固（如不脆、不薄、不萎缩或不脱落）
4. no longer have hardened，thickened or raised nails	4. 指（趾）甲不再变硬、变厚或指（趾）甲不突起
5. have normal looking nails	5. 指（趾）甲外观正常
6. be able to grip things normally	6. 可以正常地抓取东西
7. be cured of all nail changes	7. 指（趾）甲的改变都能治愈
8. have less bother with looking after my nails	8. 护理指（趾）甲没那么麻烦
9. no longer catch my nails on objects	9. 指（趾）甲不再刮到东西
10. not be restricted in doing things with your hands	10. 用手干活不再受限
11. be able to lead a normal working life	11. 可以正常地工作
12. be able to pursue normal leisure and sports activities	12. 可以从事正常的休闲和体育活动
13. have less of a strain on your relationship	13. 对恋爱关系的压力减小
14. feel comfortable touching other people	14. 触碰他人感觉自在
15. no longer have to hide your nails	15. 不再藏起您的指（趾）甲
16. no longer have to be ashamed of your nails	16. 不再为您的指（趾）甲感到羞愧
17. no longer have ugly nails	17. 指（趾）甲不再难看
18. not experience negative reactions from others	18. 不再觉得其他人对您不友好

续上表

源量表条目	正向翻译版本（T-1）
19. perceive fewer people staring at your nails	19. 觉得盯着您的指（趾）甲看的人少了
20. feel better emotionally	20. 心情更好了
21. find a clear diagnosis and therapy	21. 找出明确的诊断和治疗
22. experience a rapid improvement of your nails	22. 您体验到指（趾）甲迅速恢复
23. gain control of your disease	23. 您的病得到控制
24. have confidence in the therapy	24. 对治疗有信心
Please check once more if you have exactly marked each statement with an 'X'	请再检查一遍，您是否在每个条目都用"X"做了标记
回应类别的翻译	
not at all somewhat moderately quite very does not apply to me	根本没有 有点 中等 相当 非常 对我不适用

治疗效果受益（NAPPA-PBI，第二部分）

源量表条目	正向翻译版本（T-1）
Instructions：Please state the type of treatment for nail psoriasis （hands and/or feet） you are currently undergoing （or underwent over the last 12 months）	指导语：请描述您正在（或者过去12个月）接受治疗银屑病甲（手和/或足）的方法
Treatment： 　　Since when? 　　No treatment of the nail psoriasis over the last 12 months （→ please continue on the next page！）	治疗： 　　从何时开始？ 　　在过去的12个月里，没有治疗过银屑病甲（→请转到下一页）
If a statement did not apply to you, e. g. because you were not working （Question 11）, please mark "did not apply to me"	如果这些问题对您不适用，如：因为您不工作（问题11），请标注"对我不适用"
So far the treatment has helped me to...	到目前为止，治疗已经帮我……
1. no longer have itchy fingers/toes	1. 手指（脚趾）不再痒

续上表

源量表条目	正向翻译版本（T-1）
2. no longer have any pain or other discomfort in fingers/toes	2. 手指/脚趾不再有任何疼痛或其他不适
3. have firm nails（i. e. not brittle, thin, atrophied or coming off）	3. 指（趾）甲坚固（如不脆、不薄、不萎缩或不脱落）
4. no longer have hardened, thickened or raised nails	4. 指（趾）甲不再变硬、变厚或指（趾）甲不突起
5. have normal looking nails	5. 指（趾）甲外观正常
6. be able to grip things normally	6. 可以正常地抓取东西
7. be cured of all nail changes	7. 指（趾）甲的改变都能治愈
8. have less bother with looking after my nails	8. 护理指（趾）甲没那么麻烦
9. no longer catch my nails on objects	9. 指（趾）甲不再刮到东西
10. not be restricted in doing things with my hands	10. 用手干活不再受限
11. be able to lead a normal working life	11. 可以正常地工作
12. be able to pursue normal leisure and sports activities	12. 可以从事正常的休闲和体育活动
13. have less of a strain on my relationship	13. 对恋爱关系的压力减小
14. feel comfortable touching other people	14. 触碰他人感觉自在
15. no longer have to hide your nails	15. 不再藏起您的指（趾）甲
16. no longer have to be ashamed of my nails	16. 不再为您的指（趾）甲感到羞愧
17. no longer have ugly nails	17. 指（趾）甲不再难看
18. not experience negative reactions from others	18 不再觉得其他人对您不友好
19. perceive fewer people staring at my nails	19. 觉得盯着您的指（趾）甲看的人少了
20. feel better emotionally	20. 心情更好了
21. find a clear diagnosis and therapy	21. 找出明确的诊断和治疗
22. experience a rapid improvement of your nails	22. 您体验到指（趾）甲迅速恢复
23. gain control of your disease	23. 您的病得到控制
24. have confidence in the therapy	24. 对治疗有信心
Please check once more if you have exactly marked each statement with an 'X'	请再检查一遍，您是否在每个条目都用"X"做了标记
回应类别的翻译	

续上表

源量表条目	正向翻译版本（T-1）
not at all	根本没有
somewhat	有点
moderately	中等
quite	相当
very	非常
did not apply to me	对我不适用

指（趾）甲银屑病的临床严重程度（NAPPA-CLIN）

源量表条目	正向翻译版本（T-1）
Instructions：Please indicate how many quadrants（0～4）of the nail are affected by a nail matrix psoriasis（leukonychia, red spots, dots, nail plate crumbling）and how many quadrants are affected by psoriasis of the nail bed（oil drop, splinter haemorrhage, subungual hyperkeratosis, onycholysis）	指导语：请标明有多少个象限（0～4）受到银屑病甲的甲基［白甲、红点、斑点、指（趾）甲板脱落］的影响和多少个象限受到银屑病甲的甲床（油滴状污点、裂片状出血、甲下角化过度、甲剥离）的影响
 4 quadrants	4个象限
Please record the severity of nail psoriasis for only the worst affected finger and for the least affected finger：	请只记录影响最严重和影响最少的指甲的严重程度
left hand little finger ring finger middle finger index finger thumb	左手 小指 无名指 中指 食指 拇指
right hand thumb index finger middle finger ring finger little finger	右手 拇指 食指 中指 无名指 小指

续上表

源量表条目	正向翻译版本（T-1）
Please record the severity of nail psoriasis for only the worst affected toe and the least affected toe	请只记录影响最严重和影响最少的趾甲的严重程度
left foot little toe（D. minimus） Digitus Ⅳ Digitus Ⅲ Digitus Ⅱ big toe（hallux）	左脚 小趾 第四趾 第三趾 第二趾 拇趾
right foot big toe（hallux） Digitus Ⅱ Digitus Ⅲ Digitus Ⅳ little toe（D. minimus）	右脚 拇趾 第二趾 第三趾 第四趾 小趾
Number of affected quadrants	受影响的象限数目
回应类别的翻译	
matrix bed	甲基 甲床

3. 反向翻译

译者 1：Shelley Ochs（欧阳珊婷）

译者 2：Hunter Hu（胡杨）

生命质量量表（NAPPA-QOL）

源量表条目	反向翻译版本（BT-1）	反向翻译版本（BT-2）
指导语：本量表用来描述过去一周银屑病甲对您生命质量的影响	Instructions：This survey focuses on how psoriasis nails have affected your quality of life in the past week	Instructions：This questionnaire is used to describe how nail psoriasis has affected your quality of life
请仔细地并根据自己的第一反应回答这些问题，所有的答案都会被保密而且匿名分析	Please answer the following questions carefully, based upon your first impression. All answers are confidential and patients' anonymity will be maintained	Please answer the questions carefully according to you initial reaction, all answers will be kept confidential and will be analyzed anonymously

续上表

源量表条目	反向翻译版本（BT-1）	反向翻译版本（BT-2）
过去的一周，以下问题中银屑病甲让您感受不适的程度	Please rate how much each of the following has bothered you in the past week due to your nail psoriasis	In the past week, the following questions regard the degree of discomfort caused by nail psoriasis
1. 手指/脚趾痒	1. Itching of fingers and toes	1. Itch of finger/toe nails
2. 手指/脚趾疼痛或其他异常感觉	2. Pain or other abnormal feelings in fingers and toes	2. Pain or other abnormal sensations of the finger/toes
3. 指（趾）甲硬度下降（如脆、薄、萎缩或脱落）	3. Decrease in hardness of nails (such as bittleness, thinness, atrophy or peeling)	3. Decreased hardness of finger/toe nail(ex. Brittle, thin, atrophy, or loss)
4. 症状，如变硬、变厚或指（趾）甲突起	4. Symptoms such as increased hardness or thickness, or protruding nails	4. Symptoms, ex. Hardening, thickening or projection of the finger/toe nail
5. 指（趾）甲外观改变	5. Changes in the appearance of my nails	5. Change in appearance of the finger/toe nail
6. 抓东西困难	6. Difficulty grasping objects	6. Difficulty grasping
7. 现在您的指（趾）甲看起来有什么不同？	7. Do your nails look very different now?	7. Does your finger/toe nails look any different now?
请在每行标记出最能描述您过去一周情况的方框	After each statement below, please check the circle that best describes your situation over the last week	Please mark the box which best describes your condition in the past week
8. 银屑病甲使我护理指（趾）甲困难	8. My nail psoriasis makes grooming my nails difficult	8. Nail psoriasis makes it difficult for me to tend to my finger/toe nails
9. 我指（趾）甲经常刮到东西	9. My nails frequently scrape or get snagged on things	9. My finger/toe nails often accidentally scratch things
10. 银屑病甲使得我用手干活困难	10. My nails make it difficult for me to work	10. Nail psoriasis makes it difficult for me to work with my hands

续上表

源量表条目	反向翻译版本（BT-1）	反向翻译版本（BT-2）
11. 因为银屑病甲，我无法进行正常的工作	11. I cannot carry out my normal work due to the condition of my nails	11. Due to nail psoriasis, I cannot conduct regular work
12. 银屑病甲限制了我的休闲和体育活动	12. My nails limit my leisure or sports activities	12. Nail psoriasis has restricted my leisure and physical activities
13. 银屑病甲对我谈恋爱是一种负担（或：打"0"表示现在没有谈恋爱）	13. My nails make it difficult for me to maintain a romantic relationship. （write "0" if you are currently not in a romantic relationship）	13. Nail psoriasis is a burden on my love life. （or: check "0" if you are not in a relationship）
14. 因为银屑病甲我避免触碰他人	14. I avoid physical contact with others due to the condition of my nails	14. Due to nail psoriasis, I avoid touching other people
15. 我尝试藏起我的指（趾）甲	15. I try to hide my nails from others	15. I try to hide my finger/toe nails
16. 我指（趾）甲的样子令我尴尬	16. The condition of my nails makes me feel awkward	16. The appearance of my finger/toe nails make me feel embarrassed
17. 我指（趾）甲不好看	17. My nails are ugly	17. My finger/toe nails are unappealing
18. 因为银屑病甲，我觉得其他人对我不友好	18. I feel that others are not friendly to me due to the condition of my nails	18. Due to nail psoriasis, I sense that other people are unfriendly towards me
19. 我觉得其他人盯着我的指（趾）甲看	19. I feel that others state at my nails	19. I sense that other people stare at my finger/toe nails
20. 因为银屑病甲，我感到抑郁或缺乏自信	20. Because of the condition of my nails I feel depressed or lacking in self-confidence	20. Due to nail psoriasis, I feel depressed or lack of confidence

续上表

源量表条目	反向翻译版本（BT-1）	反向翻译版本（BT-2）
请再检查一遍，您是否在每个条目都用"X"做了标记	Please read over the statements again and make sure you have placed an "X" for every statement in the appropriate circle	Please check again that you have marked each entry with an "X"
回应类别的翻译		
根本没有 有点 中等 相当 非常	Not at all A little Somewhat A lot Extremely	None Minor Medium Considerable Extreme

治疗效果的重要性（NAPPA-PBI，第一部分）

源量表条目	反向翻译版本（BT-1）	反向翻译版本（BT-2）
指导语：通过下列问题，我们想了解对于您个人而言，针对银屑病指（趾）甲现在的治疗，您既定目标的重要程度	Instructions：The following questions are designed to help us understand your individual treatment goals and their importance to you	Instructions：Through the following questions, we would like to understand your personal target and views on the importance of treatment for nail psoriasis
针对以下每个问题，请标出此治疗目标对于您的重要程度	Please indicate how important each of the following goals is to you personally	For each of the following questions, please state the level of your concern for each treatment
如果某个问题对您不适用，如因为您不工作（问题11），请选择"对我不适用"这一选项	If a question does not apply to you, for example question 11 pertains to work and you are not currently working, please choose "not applicable"	If a question does not apply to you, i.e. you do not work (question 11), please choose the "does not apply to me" option
以下这些治疗结果，对您有多重要	How important is the following treatment goal?	How important are the following treatment results

续上表

源量表条目	反向翻译版本（BT-1）	反向翻译版本（BT-2）
1. 手指（脚趾）不再痒	1. Eliminating itching of my nails	1. Finger/toe nails stops to itch
2. 手指/脚趾不再有任何疼痛或其他不适	2. Eliminating pain or feelings of discomfort	2. Finger/toe nails stops to experience pain or other discomfort
3. 指（趾）甲坚固（如：不脆、不薄、不萎缩或不脱落）	3. Having solid nails（meaning not brittle，thin，atrophied or peeling）	3. Strong finger/toe nails（i. e. not crisp，not thin，no atrophy，no loss）
4. 指（趾）甲不再变硬、变厚或指（趾）甲不突起	4. Elimination of symptoms such as increased hardness or thickness，or protruding nails	4. No more hardening，thickening，or projection of finger/toe nails
5. 指（趾）甲外观正常	5. Achieving a normal appearance for my nails	5. Normal appearance of finger/toe nails
6. 可以正常地抓取东西	6. Being able to normally grasp objects	6. Able to grasp items normally
7. 指（趾）甲的改变都能治愈	7. A complete cure of all the changes in my nails	7. Changes of the finger/toe nails can be cured
8. 护理指（趾）甲没那么麻烦	8. Easier grooming of my nails	8. Tending to finger/toe nails is less troubling
9. 指（趾）甲不再刮到东西	9. My nails no longer snag or scrape objects	9. Finger/toe nails will no longer scratch things
10. 用手干活不再受限	10. No limitations on the work I am able to do	10. Working with hands is no longer restricted
11. 可以正常地工作	11. Being able to work normally	11. Can work normally
12. 可以从事正常的休闲和体育活动	12. Being able to participate in normal leisure an sports activities	12. Can participate in regular leisure and physical activities
13. 对恋爱关系的压力减小	13. Having the condition of my nails cause less stress on my romantic relationships	13. Stress reduced in a relationship
14. 触碰他人感觉自在	14. Being able to touch others normally	14. Comfortable with touching other people

续上表

源量表条目	反向翻译版本（BT-1）	反向翻译版本（BT-2）
15. 不再藏起你的指（趾）甲	15. Not feeling I have to hide my nails	15. No more hiding your finger/toe nails
16. 不再为你的指（趾）甲感到羞愧	16. No longer feeling ashamed of my nails	16. No longer embarrassed because of your finger/toe nails
17. 指（趾）甲不再难看	17. My nails are no longer ugly	17. Finger/toe nails no longer unappealing
18. 不再觉得其他人对我不友好	18. No longer feeling that others are not friendly to me	18. No longer feeling that other people are unfriendly towards you
19. 觉得盯着你的指（趾）甲看的人少了	19. Feeling people don't stare at me as much	19. No longer feeling that other people are staring at your finger/toe nail
20. 心情更好了	20. Improvement in my moods	20. In a better mood
21. 找出明确的诊断和治疗	21. Determining the correct diagnosis an treatment	21. Finding the correct diagnosis and treatment
22. 你体验到指（趾）甲迅速恢复	22. Experiencing the rapid recovery of my nails	22. You experience rapid recovery of your finger/toe nails
23. 您的病得到控制	23. Having my condition under control	23. Your sickness is controlled
24. 对治疗有信心	24. Having confidence in my treatment	24. Confident towards treatments
请再检查一遍，您是否在每个条目都用"X"做了标记	Please review your answers above and make sure you have marked an "X" in the appropriate box behind each statement	Please check again that you have marked each entry with an "X"
回应类别的翻译		
根本没有 有点 中等 相当 非常 对我不适用	Not at all A little Somewhat A lot Extremely Not applicable	None Minor Medium considerable Extremely Does not apply to me

治疗效果（受益）（NAPPA-PBI，第二部分）

源量表条目	反向翻译版本（BT-1）	反向翻译版本（BT-2）
指导语：请描述您正在（或者过去 12 个月）接受治疗银屑病甲（手和/或足）的方法	Instructions：Please describe the treatments for psoriasis nails you are currently undergoing or have received over the past year. Include fingernails and/or toenails	Instructions：Please describe the treatment which you have received （or within the past 12 months）for nail psoriasis （finger and/or toe nail）
治疗： 　　从何时开始？ 　　在过去的 12 个月里，没有治疗过银屑病甲（→请转到下一页！）	When did the treatment begin? （If you have not undergone any treatment over the past 12 onths please skip to the next page.）	Treatment： 　　When did it start？ 　　In the past 12 months, no treatment was taken for nail psoriasis （→please go to the next page！）
请根据您这些治疗目标所达到的程度，对如下问题进行标记，从而表明这些治疗是否对您有帮助	Please answer the following questions based on your treatment goals and their level of success. Indicate how much the treatment has helped you to achieve each goal	Please mark the following answers according to the results of your current treatments to express whether or not the treatments were helpful
如果这些问题对您不适用，例如，因为我不工作（问题 11），请标注"对我不适用"	If a question does not apply to you, for example, question 11 pertains to work and you are not currently working, please choose "not applicable"	If these questions do not apply to you, fox example, "Because I do not have work （Q.11）", please mark "Does not apply to me"
到目前为止，治疗已经帮我……	Up to this point in time, the treatment has helped me with this item…	Up to the present, the treatment has helped me…
1. 手指（脚趾）不再痒	1. Eliminating itching in my fingers and/or toes	1. Finger/toe nails stops to itch
2. 手指/脚趾不再有任何疼痛或其他不适	2. Eliminating pain or feelings of discomfort	2. Finger/toe nails stops to experience pain or other discomfort.

续上表

源量表条目	反向翻译版本（BT-1）	反向翻译版本（BT-2）
3. 指（趾）甲坚固（如不脆、不薄、不萎缩或不脱落）	3. Having solid nails（meaning not brittle, thin, atrophied or peeling）	3. Strong finger/toe nails（i. e. not crisp, not thin, no atrophy, no loss）
4. 指（趾）甲不再变硬、变厚或指（趾）甲不突起	4. Elimination of symptoms such as increased hardness or thickness, or protruding nails	4. No more hardening, thickening, or projection of finger/toe nails
5. 指（趾）甲外观正常	5. Achieving a normal appearance for my nails	5. Normal appearance of finger/toe nails
6. 可以正常地抓取东西	6. Being able to normally grasp objects	6. Able to grasp items normally
7. 指（趾）甲的改变都能治愈	7. A complete cure of all the changes in my nails	7. Changes of the finger/toe nails can be cured
8. 护理指（趾）甲没那么麻烦	8. Easier grooming of my nails	8. Tending to finger/toe nails is less troubling
9. 指（趾）甲不再刮到东西	9. My nails no longer snag or scrape objects	9. Finger/toe nails will no longer scratch things
10. 用手干活不再受限	10. No limitations on the work I am able to do	10. Working with hands is no longer restricted
11. 可以正常地工作	11. Being able to work normally	11. Can work normally
12. 可以从事正常的休闲和体育活动	12. Being able to participate in normal leisure an sports activities	12. Can participate in regular leisure and physical activities
13. 对恋爱关系的压力减小	13. Having the condition of my nails cause less stress on my romantic relationships	13. Stress reduced in a relationship
14. 触碰他人感觉自在	14. Being able to touch others normally	14. Comfortable with touching other people
15. 不再藏起你的指（趾）甲	15. Not feeling I have to hide my nails	15. No more hiding your finger/toe nails

续上表

源量表条目	反向翻译版本（BT-1）	反向翻译版本（BT-2）
16. 不再为我的指（趾）甲感到羞愧	16. No longer feeling ashamed of my nails	16. No longer embarrassed because of your finger/toe nails
17. 指（趾）甲不再难看	17. My nails are no longer ugly	17. Finger/toe nails no longer unappealing
18. 不再觉得其他人对我不友好	18. No longer feeling that others are not friendly to me	18. No longer feeling that other people are unfriendly towards you
19. 觉得盯着我的指（趾）甲看的人少了	19. Feeling people don't stare at me as much	19. No longer feeling that other people are staring at your finger/toe nail
20. 心情更好了	20. Improvement in my moods	20. In a better mood
21. 找出明确的诊断和治疗	21. Determining the correct diagnosis an treatment	21. Finding the correct diagnosis and treatment
22. 您体验到指（趾）甲迅速恢复	22. Experiencing the rapid recovery of my nails	22. You experience rapid recovery of your finger/toe nails
23. 您的病得到控制	23. Having my condition under control	23. Your sickness is controlled
24. 对治疗有信心	24. Having confidence in my treatment	24. Confident towards treatments
请再检查一遍，您是否在每个条目都用"X"做了标记	Please review your answers above and make sure you have marked an "X" in the appropriate box behind each statement	Please check again that you have marked each entry with an "X"
回应类别的翻译		
根本没有	Not at all	None
有点	A little	Minor
中等	Somewhat	Medium
相当	A lot	Considerable
非常	Extremely	Extremely
对我不适用	Not applicable	Does not apply to me

指（趾）甲银屑病的临床严重程度（NAPPA-CLIN）

源量表条目	反向翻译版本（BT-1）	反向翻译版本（BT-2）
指导语：请标明有多少个象限（0～4）受到银屑病甲的甲基［白甲、红点、斑点、指（趾）甲板脱落］的影响和多少个象限受到银屑病甲的甲床（油滴状污点、裂片状出血，甲下角化过度，甲剥离）的影响？	Instructions：Please indicate how many areas of the nail（0～4）are affected by psoriasis（white nails, red spots, macules, or peeling）as well as how many areas have nail bed changes（spots from oil seeping out, bleeding due to splitting, excess buildup below the nail or shedding）	Instructions：Please indicate the number of quadrants（0～4）of nail base（nail whitening, red dots, spots, loss of finger/toe nail）and nail bed（oil drop shaped stain, splinter hemorrhages, subungual hyperkeratosis, stripping of the nail）affected by nail psoriasis
4 个象限	4 areas	4 quadrants
请只记录影响最严重和影响最少的指甲的严重程度	Please give numerical values for most and least affected fingers only	Please only record the severity of the fingers nail that is most and least affected
左手 小指 无名指 中指 食指 拇指	Left hand Small finger Ring finger（fourth finger） Middle finger Index finger Thumb	Left Hand Little finger Ring finger Middle finger Index finger Thumb
右手 拇指 食指 中指 无名指 小指	Right hand Index finger Ring finger（fourth finger） Middle finger Thumb Small finger	Right hand Thumb Index finger Middle finger Ring finger Little finger

续上表

源量表条目	反向翻译版本（BT-1）	反向翻译版本（BT-2）
请只记录影响最严重和影响最少的趾甲的严重程度	Please give numerical values for most and least affected toes only	Please only record the severity of the toe nail that is most and least affected
左脚 小趾 第四趾 第三趾 第二趾 拇趾	Left foot Small toe Fourth toe Middle toe Second toe Big toe	Left foot Little toe Fourth toe Third toe Second toe Large toe
右脚 拇趾 第二趾 第三趾 第四趾 小趾	Right foot Big toe Second toe Middle toe Fourth toe Small toe	Right foot Large toe Second toe Third toe Fourth toe Little toe
受影响的象限数目	Total areas affected	The number of quadrants affected
回应类别的翻译		
甲基 甲床	Nail Nail bed	Nail base Nail bed

4. 专家委员会

专家委员会成员

角色	名字
方法学专家	Ou Aihua
临床医生	Lu Chuanjian、Yan Yuhong
正向译者 1	Li Yan
正向译者 2	Ni Xiaojia
综合协调者	Wu Darong
反向翻译者 1	Shelley Ochs
反向翻译者 2	Hunter Hu
语言学专家	Yang Bo

差异与解决方案的报告

争 议	解决方案
"Nail psoriasis" or "Psoriasis of nails" From a professional point of view, it is generally said "the nail problem of psoriasis" or "psoriasis of nails". In abroad vulgaris psoriasis is divided into "nail psoriasis" and "scalp psoriasis". In order to correspond to the scalp psoriasis, it can be translated as "nail psoriasis"	As a result of the discussion, a unified translation "nail psoriasis" is made
In the past week, how much did the nail psoriasis make you suffer from…Some consider that will be "How much pain does it bring to you?". Others think it is not the feeling of pain. It tends to be a sense of discomfort	Influence can be expressed the forward and reverse meaning. But discomfort is a sense of negation. According to the original meaning, "discomfort" is better
"Relationship" means fall in love, including the spousal relationship in abroad. It should be contained in Chinese	After the discussion, the spousal relationship is also included in the relationship

附录六　NAPPA 中文版（预调查版）

一、指（趾）甲银屑病患者生命质量量表（NAPPA-QOL）

本量表用来描述过去一周出现在您手上和/或脚上的甲银屑病对您生活质量的影响。请仔细地阅读下表中的问题，并根据自己的第一反应进行回答，我们会对所有答案保密，并做匿名分析。

	过去的一周，以下问题中甲银屑病引起您不适的程度	根本没有	有点	中等	相当	非常
1	手指/脚趾痒	○	○	○	○	○
2	手指/脚趾疼痛或其他异常感觉	○	○	○	○	○
3	指（趾）甲硬度下降（如：脆、薄、萎缩或脱落）	○	○	○	○	○
4	症状，如：变硬、变厚或指（趾）甲凸起	○	○	○	○	○
5	指（趾）甲外观改变	○	○	○	○	○
6	抓东西困难	○	○	○	○	○
7	现在您的指（趾）甲看起来与别人不同	○	○	○	○	○

	请在下列各行中，选出最能恰当描述您过去一周情况的选项	根本没有	有点	中等	相当	非常
8	甲银屑病让您感到护理指（趾）甲困难	○	○	○	○	○
9	您指（趾）甲经常刮到东西	○	○	○	○	○
10	甲银屑病使您觉得用手干活困难	○	○	○	○	○
11	因为甲银屑病，您无法进行正常的工作	○	○	○	○	○
12	甲银屑病限制了您的休闲和体育活动	○	○	○	○	○
13	甲银屑病对您的恋爱关系（或夫妻关系）是一种负担。或：打 "0" 表示现在没有伴侣	○	○	○	○	○
14	因为甲银屑病，您避免触碰他人	○	○	○	○	○

续上表

请在下列各行中，选出最能恰当描述您过去一周情况的选项	根本没有	有点	中等	相当	非常
15	您试图藏起我的指（趾）甲	○	○	○	○	○
16	您指（趾）甲的样子令您尴尬	○	○	○	○	○
17	您的指（趾）甲不好看	○	○	○	○	○
18	因为甲银屑病，您觉得其他人对我不友好	○	○	○	○	○
19	您觉得其他人盯着您的指（趾）甲看	○	○	○	○	○
20	因为甲银屑病，您感到郁闷或缺乏自信	○	○	○	○	○

请再检查一遍上述表格，以确认您已经在每个条目上打了"×"。

二、指（趾）甲银屑病患者治疗效果的重要性（NAPPA-PBI，第一部分）

通过下列问题，我们想了解对于您目前接受的指（趾）甲银屑病的治疗，达到以下目标对您个人来讲有多重要。针对以下每个问题，请标出此治疗目标对于您的重要程度。如果某个条目对您不适用，例如，因为您不工作（下表"问题11"），请选择"对我不适用"这一选项。

以下这些治疗效果，对您来说有多重要	根本没有	有点	中等	相当	非常	对我不适用
1	手指/脚趾不再痒	○	○	○	○	○	○
2	手指/脚趾不再有任何疼痛或其他不适	○	○	○	○	○	○
3	指（趾）甲坚固（如不脆、不薄、不萎缩或不脱落）	○	○	○	○	○	○
4	指（趾）甲不再变硬、变厚或凸起	○	○	○	○	○	○
5	指（趾）甲外观正常	○	○	○	○	○	○
6	可以正常地抓取东西	○	○	○	○	○	○
7	所有指（趾）甲的病变都治愈了	○	○	○	○	○	○
8	护理指（趾）甲没那么麻烦	○	○	○	○	○	○
9	指（趾）甲不再刮到东西	○	○	○	○	○	○
10	用手干活不再受限	○	○	○	○	○	○
11	可以正常地工作	○	○	○	○	○	○

续上表

	以下这些治疗效果，对您来说有多重要	根本没有	有点	中等	相当	非常	对我不适用
12	可以从事正常的休闲和体育活动	○	○	○	○	○	○
13	甲银屑病对您恋爱关系（或夫妻关系）的压力减小	○	○	○	○	○	○
14	触碰他人感觉自在	○	○	○	○	○	○
15	不再藏起您的指（趾）甲	○	○	○	○	○	○
16	不再为您的指（趾）甲感到羞愧	○	○	○	○	○	○
17	指（趾）甲不再难看	○	○	○	○	○	○
18	不再觉得其他人对您不友好	○	○	○	○	○	○
19	觉得盯着您的指（趾）甲看的人少了	○	○	○	○	○	○
20	心情更好了	○	○	○	○	○	○
21	找到明确的诊断和治疗方法	○	○	○	○	○	○
22	感受到指（趾）甲的迅速恢复	○	○	○	○	○	○
23	您的病情得到控制	○	○	○	○	○	○
24	对治疗有信心	○	○	○	○	○	○

请再检查一遍，以确认您已经在每个条目上打了"×"。

三、指（趾）甲银屑病患者治疗效果(NAPPA-PBI，第二部分)

请说出您目前正在接受（或者过去 12 个月内曾接受过）的甲银屑病（手和/或足）的治疗方法。

请根据治疗目标所达到的程度，对下列每一项结果做出选择，以此表明这些治疗是否对您有帮助。如果某一条目对您不适用，例如，因为您之前没在工作（下表"问题 11"），请选择"对我不适用"这一选项。

	到目前为止，治疗对您的帮助	根本没有	有点	中等	相当	非常	对我不适用
1	手指/脚趾不再痒	○	○	○	○	○	○
2	手指/脚趾不再有任何疼痛或其他不适	○	○	○	○	○	○
3	指（趾）甲坚固（如不脆、不薄、不萎缩或不脱落）	○	○	○	○	○	○
4	指（趾）甲不再变硬、变厚或凸起	○	○	○	○	○	○

续上表

	到目前为止，治疗对您的帮助	根本没有	有点	中等	相当	非常	对我不适用
5	指（趾）甲外观正常	○	○	○	○	○	○
6	可以正常地抓取东西	○	○	○	○	○	○
7	所有指（趾）甲的病变都治愈了	○	○	○	○	○	○
8	护理指（趾）甲没那么麻烦	○	○	○	○	○	○
9	指（趾）甲不再刮到东西	○	○	○	○	○	○
10	用手干活不再受限	○	○	○	○	○	○
11	可以正常地工作	○	○	○	○	○	○
12	可以从事正常的休闲和体育活动	○	○	○	○	○	○
13	对您保持恋爱关系（夫妻关系）的压力减小	○	○	○	○	○	○
14	触碰他人感觉自在	○	○	○	○	○	○
15	不再藏起您的指（趾）甲	○	○	○	○	○	○
16	不再为您的指（趾）甲感到羞愧	○	○	○	○	○	○
17	指（趾）甲不再难看	○	○	○	○	○	○
18	不再觉得其他人对您不友好	○	○	○	○	○	○
19	觉得盯着您的指（趾）甲看的人少了	○	○	○	○	○	○
20	心情更好了	○	○	○	○	○	○
21	找到明确的诊断和治疗方法	○	○	○	○	○	○
22	感受到指（趾）甲的迅速恢复	○	○	○	○	○	○
23	您的病得到控制	○	○	○	○	○	○
24	对治疗有信心	○	○	○	○	○	○

四、指（趾）甲银屑病的临床严重程度（NAPPA-CLIN）

请指出甲基病变［白甲、红点、斑点、指（趾）甲板脱落］累及到几个象限（0～4），以及甲床病变（油滴状污点、裂片状出血、甲下角化过度、甲剥离）累及到几个象限。

请仅在下表中标明受损最重和受损最轻的指甲银屑病的严重程度。

	示意图	病变累及的象限数目	甲基	甲床
左手		小指		
		无名指		
		中指		
		食指		
		拇指		
		病变累及的象限数目	甲基	甲床
右手		拇指		
		食指		
		中指		
		无名指		
		小指		

请仅在下表中标明受损最重和受损最轻的趾甲银屑病的严重程度。

	示意图	病变累及的象限数目	甲基	甲床
左脚		小趾		
		第四趾		
		第三趾		
		第二趾		
		拇趾		
		病变累及的象限数目	甲基	甲床
右脚		拇趾		
		第二趾		
		第三趾		
		第四趾		
		小趾		

附录七　作品著作权证书

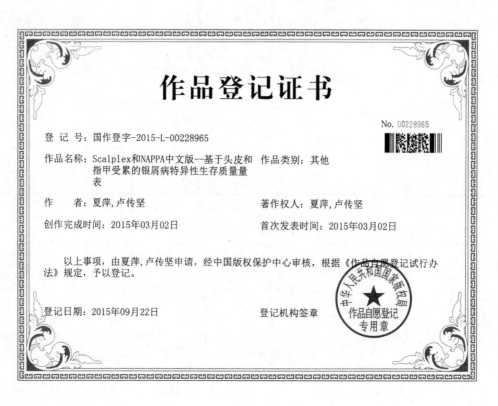

附录八　伦理审查表

广东省中医院伦理委员会伦理审查申请保证书

审查项目名称	Scalpdex 和 NAPPA 中文版研制与测量学特性评价-基于头皮与指甲受累的银屑病生命质量量表研究		
审查项目类别	□药物临床试验　　□医疗器械临床试验　　□已立项科研 □拟开展科研　　□其他√		
提交文件 （包括但不限于）	√□伦理审查申请表（主研究者签名并注明日期）； √□研究方案（注明版本号和日期），包括申请人遵守法律法规和遵循伦理原则的声明，对研究中涉及的伦理问题的说明； √□知情同意书（注明版本号和日期）； √□临床试验批件或科研立项文件（医疗器械提供：注册产品标准、自测报告编号、试验器械检验合格报告）； √□招募受试者的材料； √□病例报告表； √□研究者手册； √□主要研究者履历； √□所有其他伦理委员会或管理机构对本项目的重要决定。		
临床研究单位	广东省中医院（广州中医药大学第二临床医学院）	专科/科室	病人服务中心
项目负责人	夏 萍	职称	副研究员
项目联系人及方式	夏 萍		2014年 2 月 25日
课题组保证	该项目基本符合世界医学会的《赫尔辛基宣言》和国际医学科学组织委员会颁布的《人体生物医学研究国际道德指南》的伦理原则。 　　课题组保证在本项目在获得立项后、临床实施前，须报告本伦理委员会，经审查批准后再实施。 项目负责人签名：夏萍 2016年 2 月 日		
伦理委员会联系人（秘书）	梁兆辉，电话 020-81887233-30907，传真 020-81874903		

附录九 头皮银屑病患者生命质量调查表

编号：□□□

头皮银屑病患者生命质量调查表

调查日期： 年 月 日

调查员：

来　　源：□门诊　　　　□住院

广东省中医院

知情同意书

第一部分　参加者须知

一、本研究的基本情况

本研究拟采用头皮皮炎生命质量量表 Scalpdex 中文版，调查头皮银屑病患者的生命质量，从而评价该量表的信度和效度，为头皮银屑病的预防、诊断、治疗和社会心理教育等提供科学依据。

二、观察目的

（1）评价头皮皮炎生命质量量表 Scalpdex 中文版的信度和效度。
（2）了解头皮银屑病患者的生命质量。

三、研究方案

通过患者自评的方式，对前来医院门诊就诊或住院的头皮银屑病患者进行调查与评价。

四、安全保障

（1）参加本项研究不会对身体有任何伤害。
（2）所有关于您的信息都会被保密，在所有相关本研究的书写报告中，都不会暴露您的个人身份。

五、参加者权益

您对本研究有任何不理解之处，可随时向组织者咨询。您拥有随时退出本研究的权利，退出或不参加本研究都不会对您产生不良后果，并不会影响您和医生的关系及应得到的治疗。

第二部分 知情同意书

　　我已详细阅读了参加者须知，完全了解本次研究的性质、目的和研究方法。知道我在本研究中必须履行的职责和享有的权利，以及可能带给我的好处和风险。我确信所有有关我的信息都会被保密。上面的信息，研究人员已向我做了详细说明，对我提出的问题也给予了满意的答复。

　　我已经知道在参加过程中，我有权由于某种原因中途退出，但这并不会对我产生不良后果，不会影响我和医生的关系及应得到的治疗。如无特殊情况，我尽量坚持完成整个调查过程。我同意与研究人员认真地合作，自愿参加本次研究。

参加者签名：_____　　联系方式：_____

研究者签名：_____　　研究者电话：_____

日期：_____年___月___日

头皮银屑病生命质量量表（Scalpdex）

填表说明：本量表用来描述过去四周您的头皮银屑病对您生命质量的影响。请您根据自己的第一反应回答这些问题，在相应的选项上打"√"。我们会对所有答案保密，并做匿名分析。

在过去的四周中，以下问题对您造成困扰的频率是	从不	很少	有时	经常	总是
1. 我头皮痛	○	○	○	○	○
2. 我头皮的状况令我感到郁闷	○	○	○	○	○
3. 我头皮痒	○	○	○	○	○
4. 我因头皮的状况感到羞愧	○	○	○	○	○
5. 我因头皮的状况感到尴尬	○	○	○	○	○
6. 我因头皮的状况感到受挫	○	○	○	○	○
7. 我因头皮的状况感到低人一等	○	○	○	○	○
8. 我头皮出血	○	○	○	○	○
9. 我因头皮的状况感到懊恼	○	○	○	○	○
10. 我因头皮的外观感到困扰	○	○	○	○	○
11. 我因头皮的状况感到不自在	○	○	○	○	○

续上表

在过去的四周中，以下问题对您造成困扰的频率是	从不	很少	有时	经常	总是
12. 我因头皮不能治愈感到困扰	○	○	○	○	○
13. 头皮的状况影响我打理头发（发型、帽子）	○	○	○	○	○
14. 我因人们问我关于头皮的状况感到困扰	○	○	○	○	○
15. 头皮的状况影响我穿衣的颜色	○	○	○	○	○
16. 我因头皮状况一直不好或反复发作感到困扰	○	○	○	○	○
17. 我因头皮的状况感到有压力	○	○	○	○	○
18. 护理头皮令我感到不便	○	○	○	○	○
19. 我感觉我护理头皮的知识是足够的	○	○	○	○	○
20. 护理头皮的费用让我困扰	○	○	○	○	○
21. 头皮的状况给我的日常生命带来不便	○	○	○	○	○
22. 头皮的状况令我觉得与别人不一样	○	○	○	○	○
23. 头皮的状况令我不愿意去理发	○	○	○	○	○

附录十　甲银屑病患者生命质量调查表

编号：□□□

甲银屑病患者生命质量调查表

调查日期：＿＿＿＿年＿＿月＿＿日

调 查 员：

来　　源：□ 门诊　　　　　□ 住院

广东省中医院

知情同意书

第一部分　参加者须知

一、本研究的基本情况

本研究拟通过横断面调查对甲银屑病患者的生命质量情况进行了解，为银屑病的预防、诊断、治疗和社会心理教育等提供科学依据。

二、观察目的

了解甲银屑病患者甲损伤严重程度情况与生命质量情况。

三、研究方案

通过自评或他评的方式，对前来医院门诊就诊或住院的甲银屑病患者进行调查与评价。其中，除了"甲银屑病的临床严重程度"为研究者或医生进行评价，其余均为患者自评。

四、安全保障

（1）参加本项研究不会对身体有任何伤害。

（2）所有关于您的信息都会被保密，在所有相关本研究的书写报告中，都不会暴露您的个人身份。

五、参加者权益

您对本研究有任何不理解之处，可随时向组织者咨询。您拥有随时退出本研究的权利，退出或不参加本研究都不会对您产生不良后果，并不会影响您和医生的关系及应得到的治疗。

第二部分　知情同意书

　　我已详细阅读了参加者须知，完全了解本次研究的性质、目的和研究方法。知道我在本研究中必须履行的职责和享有的权利，以及可能带给我的好处和风险。我确信所有有关我的信息都会被保密。上面的信息，研究人员已向我做了详细说明，对我提出的问题也给予了满意的答复。

　　我已经知道在参加过程中，我有权由于某种原因中途退出，但这并不会对我产生不良后果，不会影响我和医生的关系及应得到的治疗。如无特殊情况，我尽量坚持完成整个调查过程。我同意与研究人员认真地合作，自愿参加本次研究。

　　参加者签名：_____　　　联系方式：_____

　　研究者签名：_____　　　研究者电话：_____

　　日期：_____年___月___日

患者自填部分

人口学资料			
性　　别	□₁男　　□₂女	出 生 日 期	_____年___月___日
常 住 地		□₁本市　□₀非本市　　　省　　　市	
婚姻状况		□₁已婚（或同居）　　□₂单身　　□₃离婚（或分居）　　□₄丧偶	
受教育程度		□₁文盲　　　　　　□₂小学　　　　　□₃初中 □₄高中/中专/技校　□₅本科/专科　　□₆研究生	
是否在业		□否，请选择：□₁无业　　　　　□₂学生　　　　　　　□₃离退休 □是，请选择：□₁行政机关人员　□₂企事业单位人员　□₃商业服务业人员 　　　　　　　□₄农民　　　　　□₅军人　　　　　　□₆其他	

银屑病病史	
病　　程	至今_____年_____月（银屑病皮损病史）
类　　型	□₁寻常型　　　皮损类型：□₁点滴　□₂斑块 □₂脓疱型 □₃红皮型 □₄关节型
严重程度	□₁较轻　　　□₂轻　　　□₃中　　　□₄重　　　□₅较重 自我感觉皮肤瘙痒程度： （以上标尺 0～10 代表银屑病皮肤瘙痒从无到严重，请您根据自己目前的银屑病皮肤瘙痒程度用竖线在标尺中做好标记）
受累部位	□₁手指甲　　□₂脚指甲　　　□₃头皮　　　□₄面部 □₅上肢　　　□₆躯干　　　□₇下肢　　　□₈其他
是否有银屑病 家族史	□₀否　　　　　　□₁是（请填写家族患病成员）

您认为您的银屑病诱发或加重的因素是：
□无明显原因
1. 季　　节：□1夏到秋　□2秋到冬　□3冬到春　□4春到夏
2. 疲　　劳：□过度疲劳
3. 体　　重：□1增加　　　□2减小
4. 饮　　食：□1海鲜　　□2饮酒　　□3吸烟　　□4其他
5. 精神因素：□1紧张　　□2压力大　□3悲伤　　□4发怒　　　□5焦虑
6. 感　　染：□1上呼吸道感染　　□2外伤、手术　　　其他：
7. 接触史：　□焗油染发剂　　　其他
8. 妇科问题（女性回答）：□1月经周期　□2妇科疾病　□3妊娠　□4哺乳　□5绝经
9. 药　　物：□使用药物，名称
□其他因素：

合并疾病	□0无　　　□1有：

甲银屑病病史	
甲银屑病病程	至今_____年_____月（指甲/趾甲受累病史）
与皮损发生的时间关系	□1发生在皮损之后　　□2发生在皮损之前　　□3几乎与皮损同时发生
严重程度	自我感觉指（趾）甲受累的严重程度： VAS　0　1　2　3　4　5　6　7　8　9　10 　　　无　　　　　　　　　　　　　　　　　　　严重 ［以上标尺0～10代表指（趾）甲受累的严重程度，请您根据自己目前的指甲受累严重程度用竖线在标尺中做好标记］

银屑病累及指（趾）甲部位					
左　手	□0全部	□1拇指	□2食指	□3中指	□4无名指	□5小指
右　手	□0全部	□1拇指	□2食指	□3中指	□4无名指	□5小指
左　脚	□0全部	□1拇趾	□2第二趾	□3第三趾	□4第四趾	□5小趾
右　脚	□0全部	□1拇趾	□2第二趾	□3第三趾	□4第四趾	□5小趾

自我感觉总体健康状况

VAS　0　1　2　3　4　5　6　7　8　9　10

差　　　　　　　　　　　　　　　　　　　非常好

（以上标尺0～10代表健康状况，请您根据自己目前的健康状况用竖线在标尺中做好标记）

问卷1：NPQ10

说明：本量表用来描述现在您手上和/或脚上的甲银屑病对您生活质量的影响，请您根据自己的第一反应来回答这些问题，在相应的选项上打"√"，我们对所有答案都会保密，并做匿名分析。

如果某个条目对您不适用，例如，因为您不开车（下表问题7），请跳过这一条目继续回答下面的问题。

指出您甲银屑病的部位：	□1指甲　　　　□2趾甲 □3两者都有
1. 你会说你的甲银屑病大多数时候是：	□0不痛苦　　　□1不是很痛苦 □2很痛苦
2. 因为甲银屑病，我穿鞋有困难	□0从不　　　　□1有时 □2总是
3. 因为甲银屑病，我平时做的家务现在不做了	□0从不　　　　□1有时 □2总是
4. 因为甲银屑病，我穿衣服比以前慢了	□0从不　　　　□1有时 □2总是
5. 因为甲银屑病，我穿短袜（或长袜，或连裤袜）有困难	□0从不　　　　□1有时 □2总是
6. 因为甲银屑病，我开门锁有困难	□0从不　　　　□1有时 □2总是
7. 因为甲银屑病，我开车有困难	□0从不　　　　□1有时 □2总是
8. 因为甲银屑病，需要其他人帮我穿衣服	□0从不　　　　□1有时 □2总是
9. 因为甲银屑病，我避免做重家务活	□0从不　　　　□1有时 □2总是
10. 因为甲银屑病，我比往常更易被激怒，而且对人的脾气也差	□0从不　　　　□1有时 □2总是

问卷2：NAPPA-QOL

说明：本量表用来描述过去一周出现在您手上和/或脚上的甲银屑病对您生活质量的影响。

请仔细地并根据自己的第一反应回答这些问题，我们对所有答案都会保密，并做匿名分析。

	过去的一周，以下问题中甲银屑病引起您不适的程度	根本没有	有点	中等	相当	非常
1	手指/脚趾痒	○	○	○	○	○
2	手指/脚趾疼痛或其他异常感觉	○	○	○	○	○
3	指（趾）甲硬度下降（如：脆、薄、萎缩或脱落）	○	○	○	○	○
4	症状，如：变硬、变厚或指（趾）甲凸起	○	○	○	○	○
5	指（趾）甲外观改变	○	○	○	○	○
6	抓东西困难	○	○	○	○	○
7	现在您的指（趾）甲看起来与别人不同	○	○	○	○	○

	请在下列各行中，选出最能恰当描述您过去一周情况的选项	根本没有	有点	中等	相当	非常
8	甲银屑病让您感到护理指（趾）甲困难	○	○	○	○	○
9	您指（趾）甲经常刮到东西	○	○	○	○	○
10	甲银屑病使您觉得用手干活困难	○	○	○	○	○
11	因为甲银屑病，您无法进行正常的工作	○	○	○	○	○
12	甲银屑病限制了您的休闲和体育活动	○	○	○	○	○
13	甲银屑病对您的恋爱关系（或夫妻关系）是一种负担。或：打 "O" 表示现在没有伴侣	○	○	○	○	○
14	因为甲银屑病，您避免触碰他人	○	○	○	○	○
15	您试图藏起您的指（趾）甲	○	○	○	○	○
16	您指（趾）甲的样子令我尴尬	○	○	○	○	○
17	您的指（趾）甲不好看	○	○	○	○	○
18	因为甲银屑病，您觉得其他人对我不友好	○	○	○	○	○
19	您觉得其他人盯着您的指（趾）甲看	○	○	○	○	○
20	因为甲银屑病，您感到郁闷或缺乏自信	○	○	○	○	○

请再检查一遍，以确认您已经在每个条目上打了"√"。

问卷3：NAPPA-PBI，第一部分

说明：通过下列问题，我们想了解对于您目前接受的甲银屑病的治疗，达到以下目标对您个人来讲有多重要。

针对以下每个问题，请标出此治疗目标对于您的重要程度。

如果某个条目对您不适用，例如，因为您不工作（问题11），请选择"对我不适用"这一选项。

	以下这些治疗效果，对您来说有多重要	根本不重要	有点重要	中等重要	相当重要	非常重要	对我不适用
1	手指/脚趾不再痒	○	○	○	○	○	○
2	手指/脚趾不再有任何疼痛或其他不适	○	○	○	○	○	○
3	指（趾）甲坚固（如不脆、不薄、不萎缩或不脱落）	○	○	○	○	○	○
4	指（趾）甲不再变硬、变厚或凸起	○	○	○	○	○	○
5	指（趾）甲外观正常	○	○	○	○	○	○
6	可以正常地抓取东西	○	○	○	○	○	○
7	所有指（趾）甲的病变都治愈了	○	○	○	○	○	○
8	护理指（趾）甲没那么麻烦	○	○	○	○	○	○
9	指（趾）甲不再刮到东西	○	○	○	○	○	○
10	用手干活不再受限	○	○	○	○	○	○
11	可以正常地工作	○	○	○	○	○	○
12	可以从事正常的休闲和体育活动	○	○	○	○	○	○
13	甲银屑病对您恋爱关系（或夫妻关系）的压力减小	○	○	○	○	○	○
14	触碰他人感觉自在	○	○	○	○	○	○
15	不再藏起您的指（趾）甲	○	○	○	○	○	○
16	不再为您的指（趾）甲感到羞愧	○	○	○	○	○	○
17	指（趾）甲不再难看	○	○	○	○	○	○
18	不再觉得其他人对您不友好	○	○	○	○	○	○
19	觉得盯着您的指（趾）甲看的人少了	○	○	○	○	○	○

续上表

	以下这些治疗效果，对您来说有多重要	根本不重要	有点重要	中等重要	相当重要	非常重要	对我不适用
20	心情更好了	○	○	○	○	○	○
21	找到明确的诊断和治疗方法	○	○	○	○	○	○
22	感受到指（趾）甲的迅速恢复	○	○	○	○	○	○
23	您的病情得到控制	○	○	○	○	○	○
24	对治疗有信心	○	○	○	○	○	○

请再检查一遍，以确认您已经在每个条目上打了"√"。

问卷3：NAPPA-PBI，第二部分

说明：请说出您目前正在接受（或者过去 12 个月内曾接受过）的甲银屑病（手和/或足）的治疗方法。

请根据治疗目标所达到的程度，对下列每一项结果做出选择，以此表明这些治疗是否对您有帮助。如果某一条目对您不适用，如因为您之前没在工作（下表问题11），请选择"对我不适用"这一选项。

	到目前为止，对您的帮助	根本没有效果	有点效果	中等效果	相当有效果	非常有效果	对我不适用
1	手指/脚趾不再痒	○	○	○	○	○	○
2	手指/脚趾不再有任何疼痛或其他不适	○	○	○	○	○	○
3	指（趾）甲坚固（如：不脆、不薄、不萎缩或不脱落）	○	○	○	○	○	○
4	指（趾）甲不再变硬、变厚或凸起	○	○	○	○	○	○
5	指（趾）甲外观正常	○	○	○	○	○	○
6	可以正常地抓取东西	○	○	○	○	○	○
7	所有指（趾）甲的病变都治愈了	○	○	○	○	○	○
8	护理指（趾）甲没那么麻烦	○	○	○	○	○	○
9	指（趾）甲不再刮到东西	○	○	○	○	○	○
10	用手干活不再受限	○	○	○	○	○	○

续上表

	到目前为止,对您的帮助	根本没有效果	有点效果	中等效果	相当有效果	非常有效果	对我不适用
11	可以正常地工作	○	○	○	○	○	○
12	可以从事正常的休闲和体育活动	○	○	○	○	○	○
13	对您保持恋爱关系(夫妻关系)的压力减小	○	○	○	○	○	○
14	触碰他人感觉自在	○	○	○	○	○	○
15	不再藏起您的指(趾)甲	○	○	○	○	○	○
16	不再为您的指(趾)甲感到羞愧	○	○	○	○	○	○
17	指(趾)甲不再难看	○	○	○	○	○	○
18	不再觉得其他人对您不友好	○	○	○	○	○	○
19	觉得盯着您的指(趾)甲看的人少了	○	○	○	○	○	○
20	心情更好了	○	○	○	○	○	○
21	找到明确的诊断和治疗方法	○	○	○	○	○	○
22	感受到指(趾)甲的迅速恢复	○	○	○	○	○	○
23	您的病得到控制	○	○	○	○	○	○
24	对治疗有信心	○	○	○	○	○	○

甲银屑病的临床严重程度(NAPPA-CLIN)
(医生或研究者评价)

说明:请指出甲基病变[白甲、红点、斑点、指(趾)甲板脱落]累及到几个象限(0~4);甲床病变(油滴状污点、裂片状出血、甲下角化过度、甲剥离)累及到几个象限。

请仅在下表中标明受损最重和受损最轻的指甲银屑病的严重程度。

	穴位图	病变累及的象限数目	甲基	甲床
左手		小指		
		无名指		
		中指		
		食指		
		拇指		
右手		拇指		
		食指		
		中指		
		无名指		
		小指		

请仅在下表中标明受损最重和受损最轻的趾甲银屑病的严重程度。

	穴位图	病变累及的象限数目	甲基	甲床
左脚		小趾		
		第四趾		
		第三趾		
		第二趾		
		拇趾		
右脚		拇趾		
		第二趾		
		第三趾		
		第四趾		
		小　趾		

附录十一　与本研究有关的主要科研成果

一、已发表论文及出版专著

1. 论文

（1）夏萍，卢传坚*，闫玉红，等．Scalpdex 中文版在头皮银屑病患者应用中的信度和效度评价．中国皮肤病性病学，2019，1（33）：75 - 81．

（2）夏萍，卢传坚*，吴大嵘，等．NAPPA-QOL 中文版的跨文化调适．现代预防医学，2016，43（16）：2975 - 2979．

（3）夏萍，卢传坚*，李艳，等．Scalpdex 中文版的跨文化调适．现代预防医学，2016，43（7）：1276 - 1279．

（4）夏萍，卢传坚*，汪雨潭．银屑病关节炎生存质量量表简介及国际应用现状．中华风湿病学杂志，2015，19（10）：701 - 704．

（5）张园媛，夏萍*，卢传坚．儿童皮肤病生活质量指数（CDLQI）在特应性皮炎患儿中的应用现状．临床皮肤科杂志，2019，48（10）：642 - 644．

（6）于文林，夏萍*．糖尿病特异性生存质量量表 ADDQOL 的研究进展．中国慢性病预防与控制，2018，26（9）：710 - 712．

2. 专著

（1）卢传坚、李慧主编，夏萍参编：《医院服务标准体系构建与实施》，人民卫生出版社（ISBN：9787117187725），2014 年 10 月出版。

（2）吕玉波、吴大嵘主编，夏萍参编：《中医及中西医结合临床路径方法学》，人民卫生出版社（ISBN：9787117143516），2011 年 8 月出版。

二、科研项目

（1）广东省中医院综合标准化试点重点示范项目，YN2015BZ04，医疗服务顾客满意度管理的系统构建与应用，2015 年 10 月—2018 年 9 月，资助金额 10 万元，已结题，夏萍主持。

（2）广东省中医院中医药科学技术研究专项课题，YN2014PJ01，Scalpdex 和 NAP-PA 中文版研制与心理测量学评价——基于头皮与指甲受累的银屑病生命质量量表研究，2014 年 10 月—2017 年 9 月，资助金额为 8 万元，已结题，夏萍主持。

＊ 标记处为通讯作者。

（3）2014 年广东省医学科学技术研究基金，A2014270，银屑病关节炎生命质量量表 PsAQoL 简体中文版的研制及计量心理特性评价，2014 年 6 月—2015 年 6 月，资助金额为 1 万元，已结题，夏萍主持。

（4）广东省医学科学技术研究基金，WSTJJ201301084503040197602140025，神经根型颈椎病中西医结合临床路径卫生经济学评价，2013 年 3 月—2015 年 9 月，资助金额为 1 万元，已结题，夏萍主持。

三、奖励

（1）卢传坚，禤国维，赵瑞芝，喻靖杰，韩凌，何泽慧，谢秀丽，邓浩，黎莉，朱伟，邓静文，黎雄，闫玉红，吉江勇，姚丹霓，戴振华，危建安，吴钉红，陈宇潮，黄闰月，郭新峰，郑广娟，夏萍，温泽淮，王茂杰，伍慧媚，刘丽君，禤美玲：银屑病病症方效靶内涵阐释及病证结合诊疗体系创建与应用，获广东省中医院科技成果奖特等奖，2019 年 12 月。

（2）卢传坚，何泽慧，喻靖杰，谢秀丽，姚丹霓，夏萍，郭新峰，温泽淮，邓浩，闫玉红，李慧，李红毅，郭洁，伍慧媚，杨丽虹：支撑临床决策的银屑病中西医诊疗体系创建与应用，获中华中医药学会科学技术奖二等奖，编号 201902-09-R-06，2019 年 11 月。

（3）吕玉波，吴大嵘，邹旭，杨小波，张敏州，刘建平，刘旭生，唐雪春，蔡敬衡，张忠德，范冠杰，程兰，夏萍，蔡业峰：中医及中西医结合临床路径共性技术研究与应用，获广东省科学技术奖励一等奖，编号 B16-0-1-01-R13，2015 年 2 月。

四、学术交流

（1）夏萍，交流论文题为《Scalpdex 和 NAPPA 中文版的跨文化调适》，2016 年生存质量测评及临床应用国际研讨会暨第二届世界华人生存质量学术研讨会，于会上发言 15 分钟，2016 年 5 月 27—29 日，东莞。

（2）夏萍，交流论文题为 Structural Equation Analyses of the Impact of Culture Factors on Quality of Life ［A］//2012 亚洲华人生存质量学术研讨会暨第五届全国生存质量学术交流会论文集 ［C］. 于会上发言 15 分钟，2012 年，香港。

（3）夏萍，交流论文题为 How do People with Chronic Disease Value Their Quality of Life：A Study of An Urban Chinese Population ［A］//2012 亚洲华人生存质量学术研讨会暨第五届全国生存质量学术交流会论文集 ［C］. 于会上发言 15 分钟，2012 年，香港。

五、获奖证书

广东省科学技术奖励

证　书

为表彰广东省科学技术奖获得者，
特颁发此证书

项目名称：中医及中西医结合临床路径共
性技术研究与应用

奖励等级：一等奖

获奖者：夏　萍

粤府证：〔2015〕1758 号
项目编号：B16-0-1-01-R13

中华中医药学会科学技术奖

证　书

项目名称：支撑临床决策的银屑病中西医诊疗体系创建与应用
奖励等级：二　等
获奖者：夏　萍
获奖年度：二〇一九年
证书号：201902-09-R-06

荣誉证书
HONORAY CREDENTIAL

"银屑病'病证方效靶'内涵阐释及'病证结合'诊疗
体系创建与应用"项目在 2019 年度广东省中医院科技成果奖
评审中荣获

特等奖

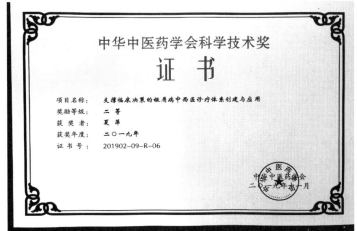
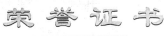

主要完成人：卢传坚、禤国维、赵瑞芝、喻靖媛、韩凌、何泽慧、谢秀丽、邓浩、黎莉、
朱伟、邓静文、陈海明、蔡雄、闫玉红、古江勇、姚丹霓、戴丹宛、吴钉红、
陈宇潮、黄闰月、郭新峰、郑广娟、夏萍、温泽淮、王茂杰、伍碧细、刘丽娟、禤美玲

广东省中医院
2019 年 12 月